D. Swathi
P. Ramesh Kumar Reddy

Um guia rápido para a anemia aplástica

D. Swathi
P. Ramesh Kumar Reddy

Um guia rápido para a anemia aplástica

ScienciaScripts

Cover image: www.ingimage.com

This book is a translation from the original published under ISBN 978-620-2-31131-1.

Publisher:
Sciencia Scripts
is a trademark of
Dodo Books Indian Ocean Ltd. and OmniScriptum S.R.L publishing group

120 High Road, East Finchley, London, N2 9ED, United Kingdom
Str. Armeneasca 28/1, office 1, Chisinau MD-2012, Republic of Moldova, Europe
Managing Directors: Ieva Konstantinova, Victoria Ursu
info@omniscriptum.com

Printed at: see last page
ISBN: 978-620-8-37731-1

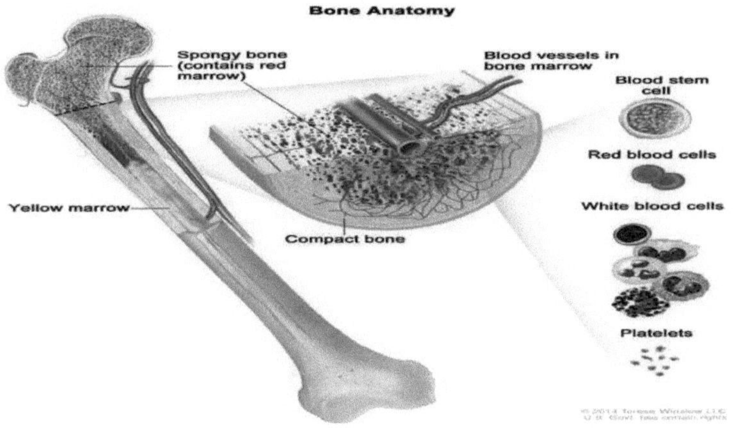
Bone Anatomy
Spongy bone (contains red marrow)
Blood vessels in bone marrow
Blood stem cell
Red blood cells
White blood cells
Yellow marrow
Compact bone
Platelets

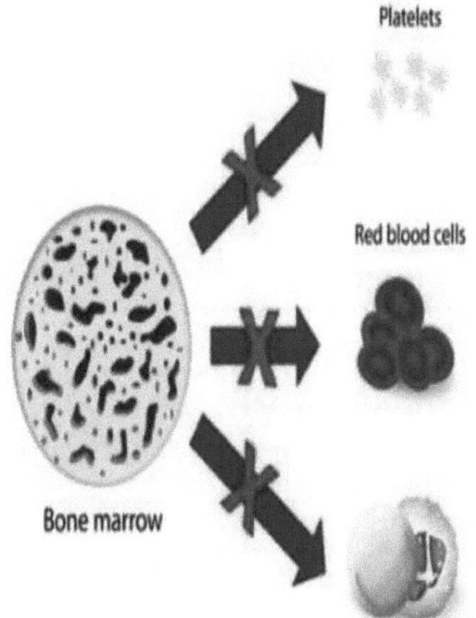
APLASTIC ANEMIA
Platelets
Red blood cells
Bone marrow
White blood cells

ÍNDICE

Capítulo 1

INTRODUÇÃO:

A anemia aplástica é uma doença (ou um grupo de doenças) caracterizada pela aplasia da medula óssea ou pela sua destruição por factores químicos ou físicos. A doença remonta ao ano de 1888, quando um famoso patologista alemão, o Dr. Paul Ehrlich, estudou o caso de uma mulher grávida que morreu de insuficiência da medula óssea. No entanto, a doença só foi oficialmente designada como anemia "aplástica" em 1904.

Os doentes com anemia aplástica apresentam normalmente contagens baixas de células nas três linhas sanguíneas. O exame da medula óssea é considerado hipoplásico ou aplásico, o que significa baixo crescimento ou nenhum crescimento de células estaminais formadoras de sangue. Nestes casos, não são encontradas anomalias cromossómicas.

Com base na contagem de neutrófilos, a anemia aplástica é classificada como

4- Moderado (MAA)

4- Grave (SAA)

4- Muito grave (VSAA)

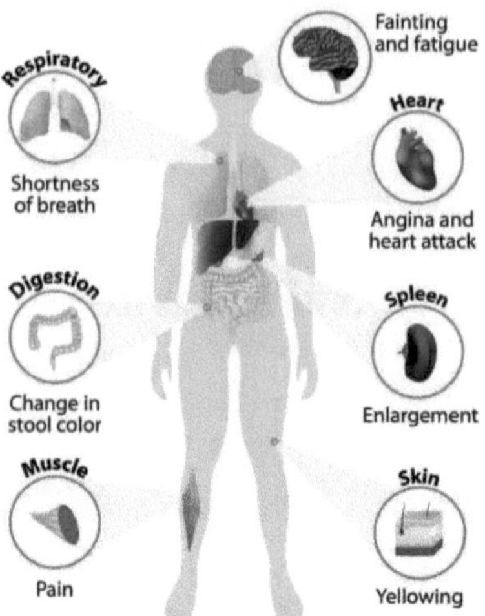

A anemia aplástica é uma síndrome de insuficiência da medula óssea caracterizada por medula óssea hipocelular e pancitopenia no sangue periférico, na ausência de infiltrado anormal ou aumento da reticulina da medula óssea. Esta doença pode ser congénita ou adquirida e afecta geralmente o grupo etário dos 15 aos 25 anos, com um segundo pico mais pequeno após os 60 anos. Foram propostos vários factores genéticos, ambientais e imunológicos para esta doença.

SINTOMAS

Os sintomas da anemia aplástica podem incluir aumento da hemorragia, dispneia, petéquias, púrpura, equimoses e hemorragia das mucosas, e suscetibilidade a infecções.

A anemia aplástica apresenta-se com sintomas típicos

1. hemorragia devido a trombocitopenia com uma contagem de plaquetas <20000/ul, 2. anemia normocítica-normocrómica, 3. infeção caracterizada por granulocitopenia com uma contagem de neutrófilos <500/ul, 4. os sintomas clínicos incluem fadiga,

fraqueza, hemorragia gengival, petéquias, tendência para infecções, hematomas fáceis, sonolência, hepato ou esplenomegalia como ocorrências raras.

DIAGNÓSTICO

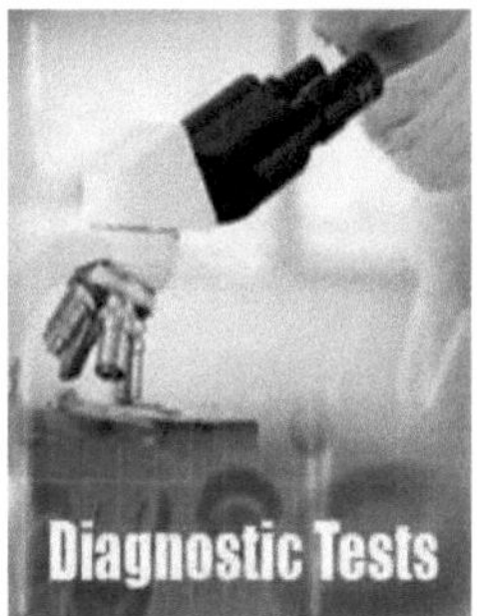

O diagnóstico de anemia aplástica requer o seguinte

parâmetros a demonstrar

a. Medula óssea com uma perda de celularidade igual ou superior a 30%.
b. Contagem de granulócitos inferior a 500/ul
c. Contagem de plaquetas inferior a 20000/ul
d. Contagem corrigida de reticulócitos <1,0%.

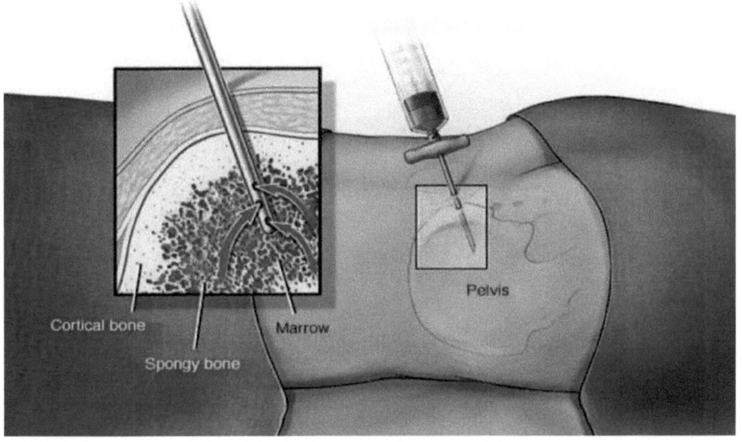

Anemia Differential Diagnosis

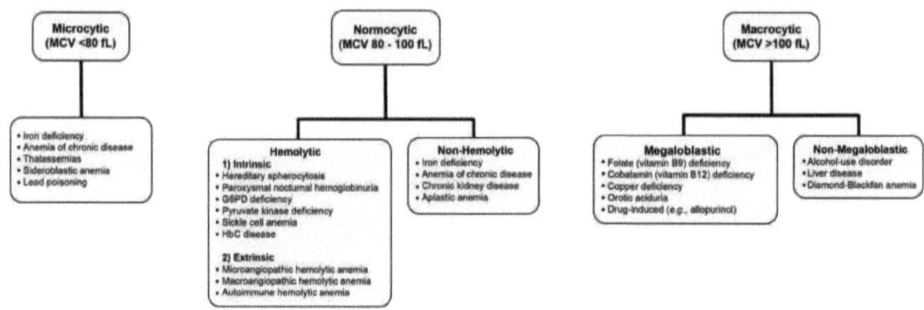

Capítulo 2

EPIDEMOLOGIA:

A sua incidência varia entre 1,4 e 14 casos por milhão de habitantes e é mais elevada nos países asiáticos do que nos ocidentais. Na Índia, não existem estudos nacionais sistémicos que descrevam a incidência de AA. Um estudo anterior da população previu que a incidência de AA seria de cerca de 6,8 por milhão na região de Lucknow. Há uma escassez de dados sobre a AA e a sua associação com o nível de vida social e os factores ambientais na Índia.

A incidência de AA parece ser 2-3 vezes superior na Ásia do que na Europa e na América do Norte, onde as taxas de incidência anual são de aproximadamente 2,0/milhões/ano. Embora a incidência de AA tenha sido investigada em vários países, esta investigação foi efectuada há mais de 20 anos e misturou casos de adultos e de crianças.

Joeng et al. relataram o registo de doentes com AA com menos de 15 anos de idade na Coreia. Entre 1331 e 2005, foi registado um total de 828 doentes. A incidência de AA infantil foi de 5,16/milhão/ano.

Entre 1988 e 2011, foi registado na base de dados da Sociedade Japonesa de Hematologia Pediátrica um total de 1655 doentes com AA adquirida com menos de 15 anos de idade. A incidência foi de 4,79/milhão/ano. O rácio grave/não grave foi de 56% e 44%, respetivamente. A descrição do Dr. Youngs é verdadeira, pois a incidência de AA, especialmente do tipo não grave, é mais elevada na Ásia do que no Ocidente.

Machon et al. investigaram a incidência de AA adquirida na Colúmbia Britânica, no Canadá, e verificaram que a incidência de AA é mais elevada no Leste e no Som do Leste Asiático (6,9/milhão/ano) do que na descendência branca/mista (1,7/milhão/ano).

Kumar rajat et al, no seu estudo A Retrospective Hospital based study of 440 patients of AA from India, afirma que o número de novos doentes com AA era de 102,23/milhão (95% CI, 83,2-123,6).

No estudo sobre a epidemologia, o perfil clínico-hematológico e a gestão da AA, o AIIMS declarou que o número médio de novos doentes com AA inscritos por ano é de 214 (intervalo 101-236), o que é muito elevado.

Outros estudos efectuados na Índia mostraram que a incidência de insuficiência óssea hereditária variava entre 9,2% e 13,8% de todos os doentes com AA.

A incidência desta doença AA foi considerada baixa em estudos prospectivos do Reino Unido, França, Brasil e no Estudo Internacional de Agranulocitose e Anemia Aplástica (IAAAS) realizado em vários países europeus, bem como em Israel. Noutros estudos, foi geralmente registada uma incidência mais elevada.

A incidência de anemia aplástica na Ásia é de aproximadamente 2 milhões por ano, sendo duas a três vezes superior à da Europa e da América do Norte. A incidência de anemia aplástica é mais elevada na Ásia devido à elevada exposição a medicamentos, toxinas e vírus indígenas, tal como descrito pelo Dr. Young. A incidência devido à exposição a medicamentos é muito baixa no Japão, na Coreia e na Tailândia. Na Tailândia, foi efectuado um estudo de casocontrolo que revelou que apenas 5% da incidência de AA se deve à exposição a medicamentos.

A maioria dos casos é adquirida e imunomediada, mas também existem formas hereditárias. (biswajit et al) Haldar biswajith et al escreveram no seu artigo que a incidência de AA adquirida é maior entre os 15-25 anos de idade.

No Japão, a incidência de AA adquirida foi de 4,79 milhões/ano. Entre 19882011, um total de 1655 doentes com AA adquirida com menos de 15 anos de idade foram registados na base de dados da Sociedade Japonesa de Hematologia Pediátrica.

A incidência de AA apresenta uma variabilidade geográfica. Parece ser mais baixa na Europa, na América do Norte e no Brasil e mais alta na Ásia. Com base nos estudos epidemiológicos efectuados na Europa e na Ásia que utilizam a mesma metodologia, a incidência de AA é 2-3 vezes mais alta na Ásia do que no Ocidente. Eva, amtone-hematológica 2008.

A taxa de incidência nos estudos modernos refere-se tanto à AA grave como à moderada, conforme determinado pela contagem sanguínea inicial.

Um grande estudo da Tailândia, efectuado com a mesma metodologia e com algum do mesmo pessoal do IAAAS, encontrou uma taxa de 3,9/milhão na área metropolitana de Bankok e de 5/milhão na região nordeste de Khonkaen. No estudo epidemiológico prospetivo chinês sobre leucemia e AA, a incidência nacional foi de 7,4/milhão.

Outros estudos asiáticos de âmbito mais limitado estimaram uma incidência semelhante de cerca de 5/milhão em Sabah, uma província etnicamente distinta da Malásia, e de 4,5/milhão para os homens na cidade de Ho Chiminh.

Assim, a AA parece ser 2 a 3 vezes mais comum na Ásia do que na Europa.

Capítulo 3

HISTÓRIA:

A anemia aplástica foi descoberta pela primeira vez por Ehrlich em 1888, num estudo post-mortem de uma mulher grávida que morreu devido a anemia e neutropenia. Ele supôs que a pancitopenia se devia à hipocelularidade da medula óssea. O termo anemia aplástica foi dado por Chauffard.

Till e McCulloch, em 1960, efectuaram estudos experimentais em ratos para conhecer a capacidade proliferativa das células da medula óssea e o efeito da radiação no seu comportamento reprodutivo. Infundiram tecidos de dadores singénicos com radiação diferencial nos animais experimentais e observaram os baços dos animais, tendo encontrado nódulos compostos por eritrócitos, granulócitos, macrófagos e megacariócitos. Utilizando um modelo matemático, concluíram que o nódulo esplénico é o produto de uma única célula e, mais tarde, concluíram que a célula estaminal plueripotente da medula óssea é o precursor de todas as células hematopoiéticas.

A ANEMIA APLÁSTICA É UMA DOENÇA ADQUIRIDA E HEREDITÁRIA.

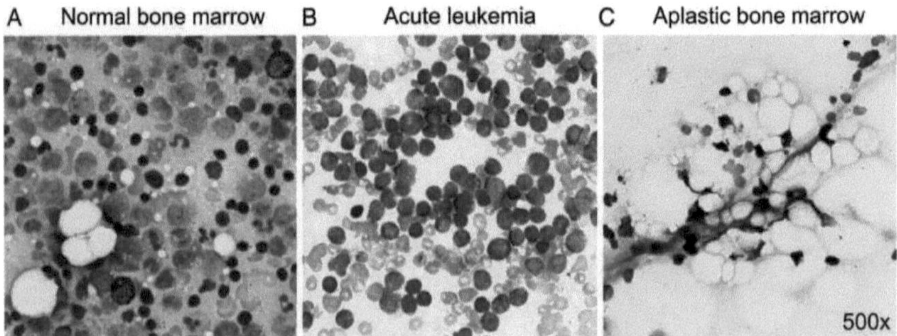

ANEMIA APLÁSTICA ADQUIRIDA :

A anemia aplástica adquirida é uma doença do sangue rara e grave, que se deve à incapacidade da medula óssea de produzir células sanguíneas. A medula óssea é a substância esponjosa que se encontra no centro dos ossos do corpo, nos adultos principalmente na coluna vertebral, na pélvis e nos grandes ossos das pernas. A medula óssea contém células estaminais hematopoiéticas. As células estaminais podem produzir mais células estaminais (auto-renovação) e também diferenciar-se e proliferar, dando origem a glóbulos vermelhos (eritrócitos), glóbulos brancos (leucócitos) e plaquetas. Na anemia aplástica adquirida, uma ausência quase completa de células estaminais hematopoiéticas resulta em níveis baixos de glóbulos vermelhos, glóbulos brancos e plaquetas (pancitopenia). Os sintomas da anemia aplástica são anemia, hemorragia e infeção. Embora a insuficiência da medula óssea possa ocorrer secundariamente a outras doenças, a maior parte da anemia aplástica deve-se ao facto de o sistema imunitário atacar erradamente a medula óssea (autoimunidade). De facto, a maioria dos doentes pode responder a uma terapêutica que suprime o sistema imunitário, geralmente ATG e ciclosporina.

Introdução

A anemia aplástica é classificada como grave de acordo com as contagens sanguíneas. A maior parte da discussão que se segue diz respeito à anemia aplástica grave. Os doentes com contagens sanguíneas mais moderadamente diminuídas podem não necessitar de tratamento. Além disso, algumas anemias aplásticas herdadas geneticamente podem manifestar-se pela primeira vez na idade adulta, por vezes sem história familiar de doença do sangue.

Sinais e sintomas

Os sintomas da anemia aplástica adquirida ocorrem como consequência do facto de a medula óssea não conseguir produzir um número suficiente de células sanguíneas funcionais. Os sintomas específicos e a progressão da doença variam de caso para caso. Alguns indivíduos podem ter sintomas ligeiros que permanecem estáveis durante muitos anos; outros podem ter sintomas graves que podem progredir para complicações potencialmente fatais.

Os glóbulos vermelhos, os glóbulos brancos e as plaquetas são formados na medula óssea. As células são libertadas na corrente sanguínea para se deslocarem por todo o corpo, desempenhando as suas funções específicas. Os glóbulos vermelhos fornecem oxigénio ao corpo, os glóbulos brancos ajudam a combater as infecções e as plaquetas permitem que o corpo forme coágulos para parar as hemorragias. Um nível baixo de glóbulos vermelhos em circulação é conhecido como anemia. Um nível baixo de glóbulos brancos é conhecido como leucopénia. Um nível baixo de plaquetas é conhecido como trombocitopenia.

As pessoas com anemia podem sentir cansaço, maior necessidade de sono, fraqueza, tonturas, irritabilidade, dores de cabeça, pele pálida, dificuldade em respirar (dispneia) e sintomas cardíacos. Os indivíduos com leucopenia têm um risco acrescido de contrair infecções bacterianas e fúngicas. Os indivíduos com trombocitopenia são mais susceptíveis a hematomas excessivos após ferimentos mínimos e a hemorragias espontâneas das membranas mucosas, especialmente das gengivas e do nariz. As mulheres podem desenvolver um aumento da perda de sangue menstrual (menorragia). Os sintomas dependem da gravidade da anemia, leucopénia e trombocitopenia.

Alguns indivíduos com anemia aplástica adquirida também têm outra doença ao mesmo tempo, chamada hemoglobinúria paroxística nocturna (HPN). A anemia aplástica adquirida e a HPN têm uma relação estreita que não é totalmente compreendida pelos investigadores. Pensa-se que a HPN surge no contexto de anemia aplástica adquirida autoimune e de insuficiência da medula óssea. Os indivíduos afectados por anemia aplástica adquirida também correm o risco de evoluir para outra doença semelhante, conhecida como mielodisplasia. Numa minoria de casos, a anemia aplástica adquirida pode eventualmente evoluir para leucemia. A HPN é causada por um defeito genético adquirido que afecta o gene PIGA, limitado às células estaminais. As mutações do gene PIGA fazem com que as células sanguíneas se tornem sensíveis a uma maior destruição pelo complemento, uma proteína imunitária do sangue. Vinte por cento ou mais dos doentes com anemia aplástica têm evidência de HPN na apresentação, tal como detectado por citometria de fluxo. Além disso, os doentes que respondem à terapêutica imunossupressora recuperam frequentemente com hematopiese clonal e HPN. Há uma minoria de doentes com SMD com medula óssea hipoplásica ou de baixa celularidade, como se observa na anemia aplástica adquirida. Estas condições são frequentemente confundidas umas com as outras, pelo que a transformação de uma em outra é incerta.

Causas

A maioria dos casos de anemia aplástica adquirida ocorre sem qualquer relação com causas identificáveis ou por razões desconhecidas (idiopática). Os investigadores acreditam que a maior parte dos casos se deve ao facto de o sistema imunitário atacar erradamente a medula óssea (autoimunidade). As doenças auto-imunes são causadas quando as defesas naturais do organismo contra organismos "estranhos" ou invasores começam a atacar tecidos saudáveis por razões desconhecidas. Os testes que confirmam este facto em cada caso individual não estão facilmente disponíveis, mas existem muitas provas que apoiam este mecanismo patogénico.

A medula óssea contém células especializadas chamadas células estaminais hematopoiéticas. Estas células estaminais acabam por se dividir, diferenciar e transformar-se em glóbulos vermelhos, glóbulos brancos ou plaquetas. Na anemia aplástica, existe a hipótese de que um evento precipitante desencadeia a destruição imunomediada das células estaminais hematopoiéticas. Pensa-se que certas células do sistema imunitário (linfócitos T) têm como alvo e destroem as células mais primitivas capazes de se desenvolverem em células sanguíneas, as células estaminais hematopoiéticas. Os indivíduos com anemia aplástica não têm células estaminais suficientes para produzir células sanguíneas maduras. A medula óssea parece ser substituída por gordura. Os indivíduos afectados acabam por desenvolver uma deficiência de glóbulos vermelhos, glóbulos brancos e plaquetas (pancitopenia).

No passado, a anemia aplástica adquirida foi associada a uma série de factores ambientais, incluindo a exposição a produtos químicos tóxicos ambientais, como o benzeno, pesticidas ou insecticidas; a utilização de certos medicamentos; e certas infecções virais, especialmente a hepatite. Pensa-se que estes factores ambientais desencadeiam a resposta do sistema imunitário que destrói erradamente as células estaminais hematopoiéticas. No entanto, a maioria dos casos de anemia aplástica adquirida não tem um fator ambiental identificável.

Populações afectadas

A anemia aplástica adquirida afecta homens e mulheres em números aproximadamente iguais. A maioria dos casos afecta crianças mais velhas, adolescentes ou adultos jovens. A incidência de anemia aplástica na Europa e em Israel é de dois novos casos em 1 milhão de pessoas por ano. A taxa de incidência é duas ou três vezes superior na Ásia. Não se conhecem as taxas exactas de incidência nos Estados Unidos, embora algumas fontes digam que são diagnosticados cerca de 500 a 1000 novos casos de anemia aplástica por ano.

Perturbações relacionadas

Os sintomas das seguintes doenças podem ser semelhantes aos da anemia aplástica adquirida. As comparações podem ser úteis para um diagnóstico diferencial:

As síndromes mielodisplásicas (mielodisplasias, MDS) são um grupo raro de doenças do sangue que ocorrem em resultado de um desenvolvimento incorreto das células sanguíneas na medula óssea. Os três principais tipos de células sanguíneas (ou seja, glóbulos vermelhos, glóbulos brancos e plaquetas) são afectados. Os glóbulos vermelhos fornecem oxigénio ao corpo, os glóbulos brancos ajudam a combater as infecções e as plaquetas ajudam na coagulação para impedir a perda de sangue. Estas células sanguíneas com desenvolvimento incorreto não se desenvolvem normalmente e entram na corrente sanguínea. Como resultado, os indivíduos com SMD têm níveis anormalmente baixos de células sanguíneas (contagens sanguíneas baixas). Tal como na anemia aplástica adquirida, os sintomas gerais associados à SMD incluem fadiga, tonturas, fraqueza, nódoas negras e hemorragias, infecções frequentes e dores de cabeça. Por vezes, é difícil distinguir a anemia aplástica adquirida da SMD. A principal diferença entre as duas doenças é que na anemia aplástica o principal problema é a ausência quase total de células produtoras de sangue na medula óssea, enquanto na

SMD a medula óssea contém algumas células sanguíneas e os seus precursores, que são defeituosos e anormais, bem como um crescimento excessivo de tecido fibroso, ou cicatrizes. Ambos os processos resultam na incapacidade da medula óssea de fornecer células sanguíneas funcionais para a corrente sanguínea. Nalguns casos, a SMD pode progredir para uma insuficiência da medula óssea com risco de vida ou evoluir para uma leucemia aguda. A causa exacta da SMD é desconhecida. (Para mais informações sobre esta doença, escolha "myelodysplastic syndromes" como termo de pesquisa na Rare Disease Da9tabase).

A hemoglobinúria paroxística nocturna (HPN) é uma doença rara adquirida das células estaminais. O achado clássico é a destruição prematura de glóbulos vermelhos (hemólise), resultando em episódios repetidos de hemoglobina na urina (hemoglobinúria). A hemoglobina é o pigmento vermelho do sangue, rico em ferro. Indivíduos com hemoglobinúria podem apresentar urina de cor escura ou com sangue. Esse achado é mais proeminente pela manhã, após a concentração da urina durante o sono. Para além da hemólise, os indivíduos com HPN são também susceptíveis de desenvolver coágulos sanguíneos repetidos e potencialmente fatais (tromboses). Os indivíduos afectados também têm algum grau de disfunção da medula óssea subjacente. A disfunção grave da medula óssea resulta potencialmente em níveis baixos de glóbulos vermelhos, glóbulos brancos e plaquetas (pancitopenia). Os sintomas específicos da HPN variam muito e os indivíduos afectados normalmente não apresentam todos os sintomas potencialmente associados à doença.

São necessários dois factores para o desenvolvimento da HPN: uma mutação somática adquirida (não transmitida aos filhos) do gene PIG-A, que afecta as células estaminais hematopoiéticas, criando células sanguíneas "HPN" defeituosas, e uma predisposição para a multiplicação e expansão destas células estaminais defeituosas. O mais provável é que a HPN surja no contexto de uma falência autoimune da medula óssea, como acontece na maioria dos casos de anemia aplástica adquirida. Os investigadores acreditam que as células estaminais defeituosas da HPN sobrevivem ao ataque mal orientado do sistema imunitário e se multiplicam, enquanto as células estaminais saudáveis são destruídas, resultando no desenvolvimento da HPN.

A mielofibrose é uma doença caracterizada pela formação de tecido fibroso (fibrose ou cicatrização) na medula óssea. A medula óssea é um tecido semelhante a uma esponja que se encontra no interior dos ossos do corpo e é responsável pela produção de todas as células sanguíneas (ou seja, glóbulos vermelhos, glóbulos brancos e plaquetas). A mielofibrose ocorre em todas as doenças mieloproliferativas secundárias a uma proliferação anormal das células estaminais: na policitemia vera, na leucemia mieloide crónica, mesmo na SMD e na leucemia aguda, na forma megacarioblástica. Em muitos casos, a causa da mielofibrose é desconhecida (idiopática). Na mielofibrose, a capacidade da medula óssea para produzir glóbulos vermelhos é afetada. Uma forma de mielofibrose ocorre na metaplasia mieloide agnogénica, em que a formação de sangue tem lugar fora da medula óssea (hematopoiese extramedular), no fígado e no baço, fazendo com que estes se tornem bastante aumentados. No entanto, considera-se geralmente que a mielofibrose em si é um processo reativo à presença de células estaminais anormais, possivelmente porque estas segregam citocinas anormais que estimulam a proliferação de fibroblastos.

Os sintomas da mielofibrose podem incluir perda de peso, fraqueza e fadiga devido à substituição das células normais da medula óssea e/ou episódios de dor intensa no abdómen, nos ossos e nas articulações. Outros achados podem incluir níveis anormalmente baixos de glóbulos vermelhos em circulação (anemia), um baço anormalmente grande (esplenomegalia), um fígado anormalmente grande (hepatomegalia).

Algumas formas de leucemia aguda podem estar associadas a uma insuficiência da medula óssea. A leucemia é uma forma de cancro que afecta a medula óssea e o sangue. Caracteriza-se pela acumulação descontrolada de células sanguíneas cancerosas. As formas agudas de leucemia resultam frequentemente em níveis baixos de glóbulos vermelhos, glóbulos brancos e plaquetas (pancitopenia).

A anemia aplástica também pode ocorrer como parte de uma doença hereditária, como a anemia de Fanconi, a síndrome de Schwachman-Diamond, a síndrome de ataxia-pancitopenia ou a disqueratose congénita.

Diagnóstico

O diagnóstico de anemia aplástica adquirida pode ser suspeitado quando um indivíduo saudável apresenta níveis baixos dos três tipos de células sanguíneas (pancitopenia). O diagnóstico pode ser confirmado por uma avaliação clínica completa, uma história detalhada do paciente e uma variedade de exames especializados, incluindo uma biópsia da medula óssea. Durante este procedimento, uma pequena amostra de tecido da medula óssea é removida cirurgicamente, geralmente da anca ou da pélvis, e estudada ao microscópio. Na anemia aplástica adquirida, esta amostra mostra uma redução drástica ou ausência total de células. Podem ser necessários exames adicionais para excluir outras doenças, como a leucemia, e para determinar se existe uma causa hereditária ou genética.

TERAPIAS PADRÃO

Tratamento

O tratamento da anemia aplástica adquirida varia, dependendo da idade do indivíduo, do seu estado geral de saúde e da gravidade da anemia aplástica. O tratamento tem como objetivo corrigir a insuficiência da medula óssea, bem como tratar os sinais e sintomas imediatos do doente. As duas principais formas de tratamento específico são o transplante de medula óssea e as terapias imunossupressoras.

O tratamento inicial da anemia aplástica adquirida pode ser direcionado para melhorar os sintomas que podem resultar de contagens sanguíneas baixas. Esse tratamento consiste na administração de transfusões de glóbulos vermelhos para corrigir a anemia, transfusões de plaquetas para tratar ou prevenir hemorragias graves e antibióticos para tratar ou prevenir infecções.

O transplante de medula óssea, especificamente um transplante alogénico, é o tratamento de eleição em crianças e adultos jovens. No transplante de medula óssea alogénico, as células anormais da medula óssea de um indivíduo afetado são erradicadas ou destruídas por quimioterapia e/ou radiação e substituídas por medula saudável obtida de um dador. A medula do dador é transplantada através da injeção intravenosa das células do dador no corpo do doente, onde se desloca até à medula óssea do doente e começa a produzir novas células sanguíneas. O melhor dador compatível para um transplante de medula óssea é um gémeo idêntico, um irmão ou um familiar próximo que partilhe a maior parte da mesma composição genética que o doente. No entanto, em muitos casos, é necessário procurar um dador compatível não aparentado.

Um procedimento semelhante, denominado transplante periférico de células estaminais hematopoiéticas, pode também ser utilizado para tratar indivíduos com anemia aplástica adquirida. Neste procedimento, as células estaminais saudáveis são retiradas de um dador, recolhendo-as da sua corrente sanguínea e não da medula óssea. Estas são depois injectadas por via intravenosa na corrente sanguínea do doente. No entanto, na anemia aplástica, a medula óssea é preferida ao sangue como fonte de células estaminais.

A rejeição do enxerto e a doença do enxerto contra o hospedeiro são complicações potenciais de qualquer procedimento de transplante, incluindo o transplante de medula óssea. As complicações da doença do enxerto contra hospedeiro de um transplante de medula óssea podem variar de leves a fatais. Podem ser usados medicamentos para prevenir ou tratar a rejeição do enxerto ou a doença do enxerto contra hospedeiro.

Os indivíduos que não são candidatos a um transplante de medula óssea, devido à idade avançada ou à falta de um dador adequado, são normalmente tratados com tratamento imunossupressor. Neste caso, são utilizados medicamentos para suprimir a atividade do sistema imunitário. Como se crê que muitos casos de anemia aplástica adquirida resultam de um ataque errado do sistema imunitário à medula óssea, a supressão da atividade do sistema imunitário permite muitas vezes que a medula óssea recupere e comece a produzir novas células sanguíneas. Os dois agentes imunossupressores mais utilizados, administrados isoladamente ou em combinação, são a globulina antitimócito (ATG) e a ciclosporina. A ATG de cavalo é mais eficaz do que a ATG de coelho no tratamento da anemia aplástica.

A terapia imunossupressora pode restaurar a contagem sanguínea de um indivíduo afetado para níveis normais ou próximos do normal durante períodos prolongados. No entanto, a melhoria pode não ser permanente e o tratamento deve ser repetido se ocorrerem recaídas de anemia aplástica. Além disso, os indivíduos que respondem com sucesso à terapia imunossupressora ainda correm o risco de desenvolver HPN, mielodisplasia ou leucemia.

Aproximadamente um terço dos indivíduos tratados com medicamentos imunossupressores não responde ao tratamento (anemia aplástica refractária). Nestes casos, pode ser considerado o tratamento com transplante de células estaminais hematopoiéticas. Em alguns casos, o tratamento da anemia aplástica refractária com factores de crescimento conduziu a uma melhoria clinicamente benéfica das contagens de células sanguíneas. Em 2014, o Promacta (eltrombopag) foi aprovado para o tratamento de doentes com anemia aplástica grave que tenham tido uma resposta insuficiente à terapêutica imunossupressora e não sejam candidatos a um transplante de células estaminais hematopoiéticas.

***ANEMIA APLÁSTICA HEREDITÁRIA*:**

ANEMIA DE FANCONI: (FA)

Trata-se de uma doença autossómica rara, herdada geneticamente, caracterizada por malformações congénitas, pancitopenia progressiva, hipersensibilidade celular a agentes de ligação cruzada do ADN, predisposição para leucemia mieloide aguda e outras doenças malignas.

A anemia de Fanconi foi descrita pela primeira vez por um pediatra suíço (Gudio fanconi) em 1927. A incidência da FA é de aproximadamente 1-5 por milhão. A maioria dos doentes com anemia de Fanconi apresenta anomalias físicas como hipopigmentação (manchas planas que são mais escuras do que a área circundante). Outros sintomas da AF incluem polegares ou antebraços malformados e outros problemas esqueléticos, incluindo baixa estatura, rins malformados ou ausentes, defeitos do trato urinário, anomalias gastrointestinais, defeitos cardíacos, anomalias oculares, orelhas malformadas e anomalias auditivas e hipogonadismo.

Todas as ciências médicas da Índia conduziram um estudo de janeiro de 2007 a junho de 2014 em um total de 1502 pacientes AA em que 75 membros, ou seja, 5% dos pacientes estão com distúrbio hereditário de falha da medula óssea. Em que 68 membros são diagnosticados com anemia de fanconi com estudos de quebra cromossômica aumentada, todos os 68 membros têm <34 anos. O rácio entre homens e mulheres é de 4:1 nestes doentes. Nestes doentes, 90% dos doentes têm caraterísticas fenotípicas de baixa estatura, 74% têm hiperpigmentação, 63% têm achatamento hipotenar ou diferentes defeitos do polegar.

Todos os doentes com AF são aconselhados a fazer TMO e são tratados com terapia de suporte (transfusão e esteróides anabolizantes). O resultado do tratamento não depende da idade e das caraterísticas fenotípicas do doente. Depende da resposta do doente à terapêutica com androgénios. A maior parte dos doentes que não responderam à terapia androgénica morreram devido a hemorragia ou a infecções não controladas.

O CBA é uma ferramenta importante para diferenciar a AF da anemia idiopática. O estudo da CBA é efectuado com Di epoxy butano (DEB). O ADN da AF é hipersensível ao DEB, pelo que é utilizado na análise CBA.

Disqueratose congénita (DC):

A DC foi descrita pela primeira vez por Zinsser em 1910 e mais tarde por Engman e Cloe, pelo que é designada como síndroma de Zinsser-engman-cole (karunakaran et al). A DC tem 2 tipos, um é autossómico dominante ligado ao X e o outro é uma doença recessiva ligada ao X. Na DC, as mutações no componente de ARN da telomerase podem levar à forma autossómica dominante da DC.

As caraterísticas clínicas traidicionais da DC incluem 1. distrofia das unhas, 2. leucoplasia das mucosas, 3. pigmentação normal da pele.

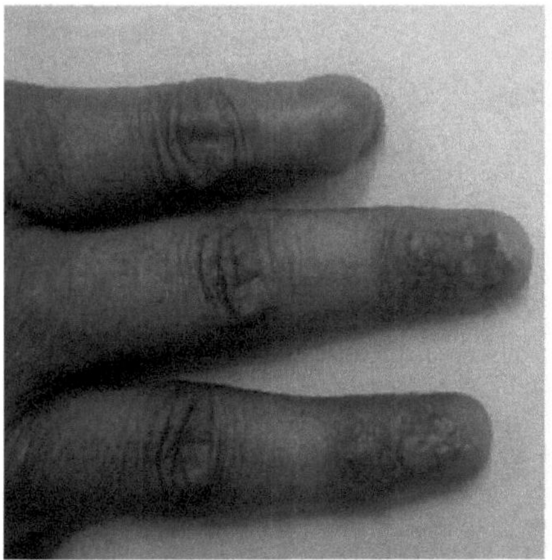

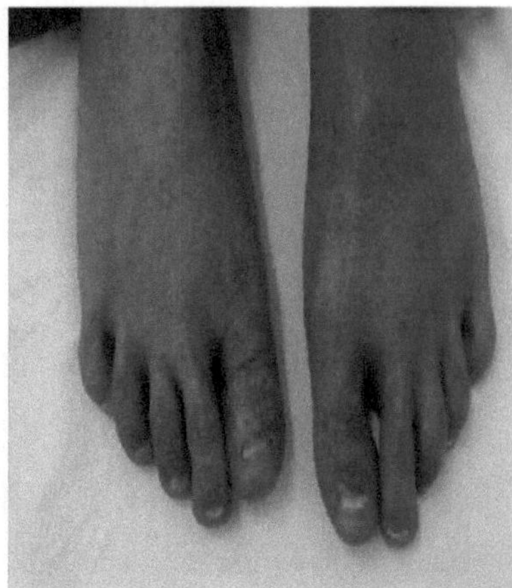

Fig.no 1 Unhas distróficas

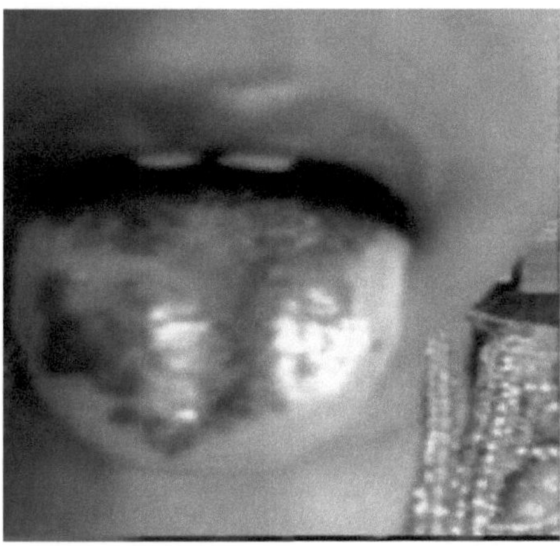

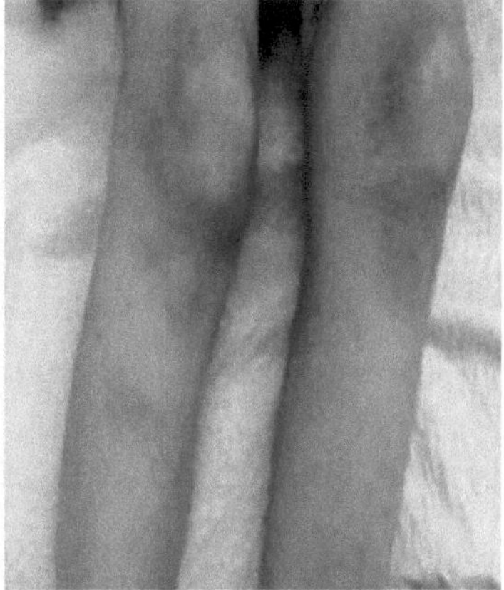

Fig.nº2 Leucoplasia da mucosa oral da pele Fig.nº3 Hiperpigmentação

A pigmentação anormal da pele ocorre sobretudo nas áreas expostas ao sol, como o pescoço, o tronco, a face e as anomalias ectodérmicas, como a alopecia do couro cabeludo, das sobrancelhas e das pestanas, a hiperqueratose das palmas das mãos e das plantas dos pés, a transpiração excessiva das palmas das mãos, das plantas dos pés, da face, das axilas, do couro cabeludo (hiperidrose), a perda de cristas dérmicas nos dedos das mãos e dos pés (adermatoglifia), também podem ser observadas nos doentes com DC.

Aproximadamente 90% dos doentes com DC sofrem de distrofia ungueal, que começa com sulcos e fendas longitudinais e progride resultando em unhas pequenas, rudimentares ou ausentes.

Cerca de 80% dos doentes com DC podem ser caracterizados por leucoplasia, que envolve a mucosa bucal, a língua e a orofaringe. Nos estudos de microscopia eletrónica, observam-se núcleos embrionários imaturos, que têm grandes probabilidades de sofrer transformação maligna, pelo que as áreas leucoplaquiais correm o risco de se transformarem em malignas, pelo que é necessária uma monitorização frequente[4] . A malignidade tende a desenvolver-se na 3rd década de vida. A maioria dos doentes tem tendência para carcinomas de células escamosas e também foram relatadas doenças malignas, incluindo linfoma de Hodgkin, adenocarcinoma do trato gastrointestinal, carcinoma brônquico e laríngeo.

Karunakaran et al relataram 2 relatos de casos relativos à DC. Em ambos os relatos de casos, os doentes apresentavam caraterísticas clínicas como distrofia das unhas, hiperpigmentação e leucoplasia oral. Nos 2nd relatos de casos, o doente também apresenta hiperidrose e alopécia do couro cabeludo.

Complicação da Disqueratose congénita :

Metade dos doentes com CD sofrem de complicações oftálmicas, que incluem conjuntivite, retinopatia, blefarite, pterígio e epífora (excesso de água nos olhos) devido à estenose das glândulas lacrimais. Entre todas as complicações oftálmicas, a epífora é a complicação mais comum nos doentes com CD.

As complicações orais incluem - hiperpigmentação da mucosa bucal, dentes hipocalcificados e taurodontismo, a leucoplasia pode transformar-se numa forma maligna. A maioria transforma-se em carcinoma de células escamosas.

A fibrose pulmonar é uma das potenciais complicações da DC. 20% dos doentes com DC têm tendência para desenvolver fibrose pulmonar. Assim, a radiografia do tórax e os testes de função pulmonar foram necessários para monitorizar a doença pulmonar.

Capítulo 4

AETIOLOGIA:

ANEMIA APLÁSTICA INDUZIDA POR MEDICAMENTOS:

thDepois de analisar a literatura do século XX, a AA é descrita como uma doença química, induzida por medicamentos, devido aos efeitos de químicos como o benzeno e o colramfenicol nas contagens sanguíneas. Os metabolitos do benzeno são tóxicos para a medula óssea dos seres humanos e dos animais.

Dois grandes estudos controlados de base populacional realizados na Europa, em Israel e em Banguecoque, na região rural do nordeste. Ambos os estudos descrevem que a incidência de AA com exposição a benzeno e pesticidas é pequena, o que explica que os medicamentos têm um papel negligenciável na aisa. Na Tailândia rural, a exposição a certos animais, fertilizantes animais e também pesticidas sugere uma etiologia infecciosa.

A AA induzida por fármacos foi descrita pela primeira vez na década de 1930. Os agentes causadores desta AA induzida por fármacos foram os arsénicos e as aminipirinas. O grau de supressão da medula óssea e a supressão de diferentes linhas celulares dependem da natureza do fármaco, da dose e da potência do fármaco.

Outros medicamentos também actuam como factores precipitantes da AA.

Class of the drug	Drugs
Antibiotics	Chloramphenicol*, Sulphonamides,Cotrimoxazole, Linezolid
Anti-inflammatory	Phenylbutazone,Indomethacin, Diclofenac, Naproxen, Piroxicam, Disease modifying anti-rhumatic drugs(DMARD)-Gold, Penicillamine, Sulphasalazine
Anti-convulsants	Phenytoin, Carbamazepine, valproic acid
Anti-thyroids	Carbimazole, Thiouracil
Anti-depressants	Dothiepin, Phenothiazines,Amphetamines
Anti-diabetics	Chlorpropamide, Tolbutamide, carbutamide.
Anti-malarials	Chloroquine
Others	Mebendazole, Thiazides, Allopurinol,mesalazine, ticlopidine

O cloranfenicol é um dos antibióticos que contém um grupo nitroso que pode interagir com o ADN das células estaminais e causar danos cromossómicos e morte celular. A incidência de AA depende da dose de cloranfenicol e é reversível. Foram também levantadas outras hipóteses, nomeadamente que os metabolitos tóxicos do cloranfenicol são produzidos quando o cloranfenicol é metabolizado pela flora intestinal, sendo tóxicos para a medula óssea e induzindo AA.

ANTITIROIDEUS:

Anand Zachariah suvir singh et al, em 2015, relataram a incidência de AA num doente com hipertiroidismo em tratamento com carbimazol. A doente foi tratada com ciclosporina oral e recuperou.

MECANISMO FISIOPATOLÓGICO PELO QUAL OS FÁRMACOS ANTITIROIDEUS INDUZEM ANEMIA APLÁSTICA:

Os medicamentos podem causar AA induzindo toxicidade química direta: Depende de

- Variação genética no metabolismo dos medicamentos
- Propriedades físicas do medicamento
- Vias enzimáticas que alteram a natureza química do fármaco e conduzem à toxicidade.
- Imunomediam a destruição: Ligam-se a macromoléculas da célula (proteínas), levando a perturbações no sistema imunitário regulador.

Depende também da hipersensibilidade individual.

TRATAMENTO:

A terapia imunossupressora com ciclosporina pode mostrar uma melhoria na anemia aplástica induzida pelo Carbimazol.

EXEMPLO: Uma mulher de 32 anos, a quem foi diagnosticada doença de Graves, está a tomar carbimazol 6 mg e desenvolveu AA. Inicialmente, suspendeu-se a utilização de carbimazol e foi tratada com antibióticos de largo espetro, antifúngicos, agentes antivirais e metilprednisolona intravenosa até 30 dias, reduzindo a dose, após o que também não se registaram melhorias no hemograma completo.

MEDICAMENTOS ANTI-EPILÉPTICOS:

A fenitoína e a carbamazepina eram os fármacos anti-epilépticos (ADE'S), cujos metabolitos podem ligar-se covalentemente às células estaminais hemopoiéticas e apresentar toxicidade direta sobre elas.

A produção de metabolitos tóxicos depende também das diferenças genéticas no metabolismo da droga, especialmente na desintoxicação do composto intermediário tóxico, ou seja, a sobre-representação de enzimas metabolizadoras como a glutationa-S- transferase, que aumentaria a concentração de metabolitos tóxicos da droga.

[Kim B et al realizaram um estudo retrospetivo de caso-controlo em 2016 no Reino Unido. Concluíram que o uso de AED aumenta em 9 vezes o risco de AA. No seu estudo, as DAE carbamazepina e ácido valpróico estão significativamente associadas à AA. Kamakshi V rao et al mencionaram que o metabolito da carbamazepina (óxido de areno) pode ligar-se covalentemente a macromoléculas na célula e, em seguida, causar a morte de células estaminais, exercendo toxicidade direta ou causando a morte de linfócitos envolvidos na regulação da hematopoese.]

Capítulo 5

MECANISMO FISIOPATOLÓGICO ENVOLVIDO NA AED

ANEMIA APLÁSTICA INDUZIDA:

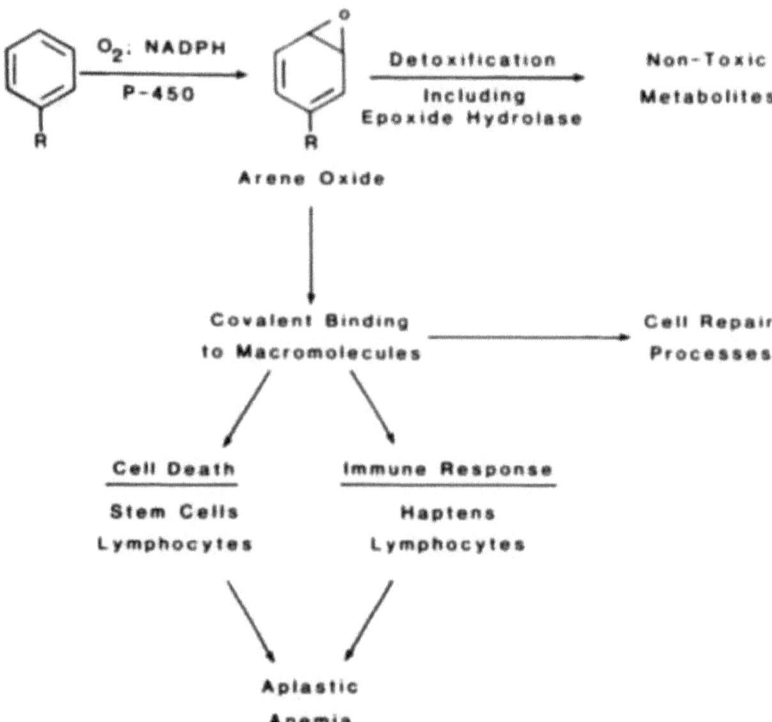

R representa as estruturas da carbamazepina e do ácido valpróico. O metabolito intermediário (óxido de areno) pode causar toxicidade direta nas células estaminais, mutações ou processos imunológicos, envolvendo a formação de hepatócitos ou danos nos linfócitos (com estes podem ocorrer funções cruciais na hematopoese).

Potenciais agentes etiológicos na AA:

EXPOSIÇÕES PROFISSIONAIS E AMBIENTAIS

Benzeno e outros solventes
Infeção por hepatite
Outras infecções virais, como o vírus de Epstein-Barr (EBV), o citomegalovírus (CMV), o parvovírus B19 e o VIH
Gravidez
Doenças auto-imunes como o lúpus eritematoso sistémico e a artrite reumatoide
Envenenamento grave por radiação

Outros factores de risco:

Pesticidas agrícolas: Organoclorados, por exemplo, lindano, organofosforados,
Pentaclorofenol
Óleos de corte e agentes lubrificantes
Água não engarrafada, ferimento não médico com agulha, agricultores expostos a patos e gansos, fertilizantes para animais

TRATAMENTO

Os doentes com anemia aplástica (AA) apresentam um risco elevado de infecções bacterianas e fúngicas. A gravidade da infeção pode ser medida pela contagem de monócitos e neutrófilos. Em condições de neutropenia grave, os doentes devem ser tratados profilaticamente com antibióticos e agentes antifúngicos.

As infecções por gram-negativos são tratadas com uma combinação de antibióticos não absorvíveis, como a neomicina e a colistina, ou antibióticos de quinolonas, como a ciprofloxacina, mas esta última não pode ser utilizada em situações de neutropenia febril.

Na AA, as infecções fúngicas também são comuns, uma vez que as infecções por Asperigillus são propensas a uma elevada taxa de mortalidade devido a um período prolongado de neutropenia grave. O fármaco de eleição é o itraconazol e o posaconazol. O fluconazol é ineficaz no tratamento da infeção por Asperigillus.

Na infeção fúngica ativa, o TMO é necessário, pois permite uma recuperação precoce dos neutrófilos.

Se as infecções não responderem aos antibióticos intravenosos e aos agentes antifúngicos, deve ser administrado um ciclo curto de G-CSF subcutâneo na dose de 5µg/kg por dia. Isto pode produzir uma resposta temporária de neutrófilos, mas normalmente apenas nos doentes com doença não grave, mas deve ser descontinuado após uma semana se não houver aumento da contagem de neutrófilos.

Os corticosteróides são ineficazes para tratar os doentes com AA, pois favorecem o crescimento de bactérias e fungos e podem também provocar hemorragias gastrointestinais em caso de trombocitopenia grave.

A terapia profiláctica com aciclovir é essencial para os doentes com TMO (transplante de medula óssea) e é normalmente administrada durante e nas primeiras 3-4 semanas após a terapia imunossupressora com globulina antitimócito (ATG).

TRANSPLANTE DE MEDULA ÓSSEA (TMO):

O transplante de medula óssea é agora designado por transplante de células estaminais hematopoiéticas. O transplante de uma pequena percentagem do volume da medula óssea de um dador resulta na substituição completa de todo o sistema linfo-hematopoiético do recetor, incluindo glóbulos vermelhos, granulócitos, linfócitos B e T e plaquetas. Bem como as células que constituem a população de macrófagos, incluindo as células de Kupffer do fígado e os macrófagos alveolares pulmonares,

O tratamento específico padrão para um doente recentemente diagnosticado com anemia aplástica é o transplante alogénico de células estaminais de um dador irmão idêntico HLA ou a terapia imunossupressora com uma combinação de ATG e ciclosporina. Os resultados do transplante para anemia aplástica a partir de um dador não aparentado compatível foram recentemente melhorados através da utilização de um regime de condicionamento de intensidade reduzida, e este procedimento pode ser considerado em doentes jovens com doença grave que não respondem ao tratamento com ATG e ciclosporina.

Se o doente estiver numa situação de infeção grave e hemorragia, primeiro estas duas condições devem ser tratadas e só depois deve ser efectuado o TMO.

O transplante para a anemia aplástica grave a partir de um dador irmão idêntico HLA é atualmente muito bem sucedido, com 75-90% de hipóteses de cura a longo prazo.

Tipos de transplante de medula óssea

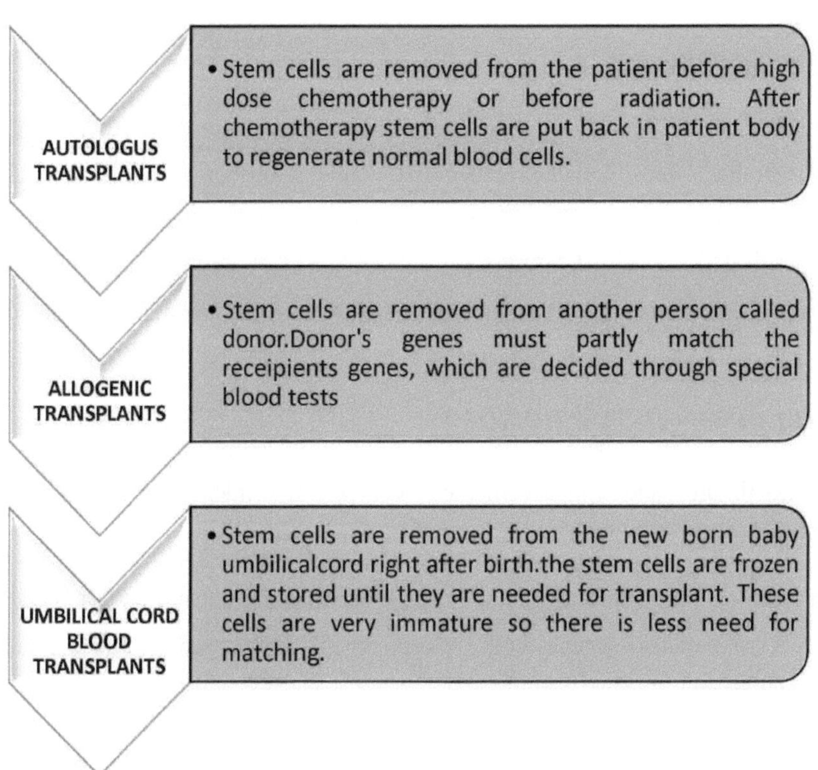

Transplante singénico:

Neste caso, o dador é um gémeo idêntico. As vantagens são que não há risco de doença do enxerto contra o hospedeiro (GVHD) e não há risco de contaminação com células tumorais, uma vez que se trata de um transplante autólogo.

Transplante alogénico:

Neste caso, o dador e o recetor não são imunologicamente idênticos. Neste caso, as células imunitárias que se desenvolvem a partir da medula do dador podem reagir contra o recetor, causando a doença do enxerto contra o hospedeiro (gvhd). Por vezes, as células imunocompetentes do doente podem rejeitar o transplante, pelo que tanto o dador como o recetor devem ser compatíveis com o HLA.

Transplante autólogo:

Aqui, as células estaminais do próprio doente são removidas e desenvolvidas para posterior reinfusão após o doente receber uma terapia mieloablativa de alta dose. Ao contrário do transplante alogénico, não existe o risco de GVHD ou de rejeição do enxerto. No entanto, o transplante autólogo não tem um efeito de enxerto contra tumor (GVT) e o produto das células estaminais autólogas pode ser contaminado com células tumorais, o que pode levar a uma recaída.

TERAPIA IMUNOSSUPRESSORA:

Se não existir um dador irmão compatível com HLA, é iniciada uma terapêutica imunossupressora. A terapia imunossupressora é contrariada nos doentes com infeção.

Foi administrada ATG (antitimoglobulina) + ciclosporina. Os doentes que não podem pagar ATG são tratados apenas com ciclosporina ou podem ser combinados com terapia androgénica.

No AIIMS, realizaram um estudo em doentes com AA que trataram os doentes que não respondiam à ATG e os doentes que não eram acessíveis para ATG com ciclosporina isolada ou combinação de ciclosporina + terapia androgénica. A ciclosporina é administrada na dose de 5mg/kg/dia em duas doses divididas e o androgénio (estanazolol) é administrado na dose de 2mg/kg/dia em três doses divididas. Um total de 158 doentes participaram neste estudo, tendo as taxas de resposta à terapêutica sido observadas após 6 meses. A taxa de resposta para a terapia combinada é maior quando comparada com a ciclosporina isolada.

O tratamento com ATG pode causar alguns efeitos secundários. Os efeitos secundários mais comuns são a febre e a doença do soro, que se caracteriza por febre, erupção cutânea, artralgia e artrite. Isto observa-se em 2nd semanas após a infusão de ATG. Por isso, devem ser utilizados corticosteróides para tratar a infeção. A ciclosporina é geralmente adicionada após a interrupção dos corticosteróides, uma vez que a utilização concomitante de corticosteróides e ciclosporina pode provocar uma maior imunossupressão e ambos os fármacos podem provocar um aumento da pressão arterial. Devem ser administrados corticosteróides orais profilaticamente juntamente com a terapêutica com ATG (deve ser administrada prednisolona oral 1mg/kg/dia). Se a doença do soro se desenvolver, devem ser iniciados corticosteróides intravenosos (hidrocortisona IV). Devem ser prescritos analgésicos seguros para a artralgia.

Na nossa Índia, a ATG para cavalos está disponível e contém 250 mg num frasco de 5 ml. A dose recomendada de ATG é de 40mg/kg/dia diluída em soro fisiológico normal, infundida ao longo de 8 horas. Antes da infusão de ATG, deve ser administrada pré-medicação para evitar reacções anafilácticas. A pré-medicação contém paracetamol, clorfeniramina e hidrocortisona ou prednisolona. Durante a infusão, o doente pode sofrer hipotensão, dispneia ou reação de anafilaxia, pelo que a infusão deve ser imediatamente interrompida.

TERAPIA DE QUELAÇÃO DE FERRO:

Em doentes fortemente transfundidos, a sobrecarga de ferro pode causar problemas significativos. Se a ferritina sérica for >1000µg/l, é administrada desferrioxamina por via subcutânea, os doentes intolerantes à desferrioxamina por via subcutânea (hemorragia local por infeção subcutânea) podem ser autorizados a tomar este medicamento por via iv.

O Deferasirox é um quelante oral de ferro recentemente autorizado para anemias dependentes de transfusão. Deferiprona, outro quelante oral de ferro, a incidência de agranulocitose é maior com a utilização deste quelante de ferro.

ANEMIA APLÁSTICA NA GRAVIDEZ:

A AA durante a gravidez representa um risco elevado tanto para a mãe como para o feto. Mishra V 2016 et al mencionaram no seu estudo 60% da taxa de mortalidade materna em pacientes com AA durante a gravidez. 20% da mortalidade materna deve-se a infeções e hemorragias.

[th]Stibbe et al, em 2011, publicaram um relato de caso sobre a gestão de AA em mulheres grávidas. Nesse relato de caso, a mãe morreu na 18.ª semana do pós-parto devido a sépsis, hemorragia cerebral e enfarte devido a trombocitopenia grave, apesar do tratamento de suporte intensivo, metilprednisolon e CsA.

Mishra Vet al em 2016 mencionou no seu relato de caso, ou seja, uma doente materna morreu devido a uma infeção do trato respiratório e com neutropenia grave no dia 8th pós-parto.

A baixa contagem de células sanguíneas pode aumentar o risco de infeção. Se tomarmos as seguintes precauções, podemos diminuir as taxas de mortalidade e obter bons resultados.

Se a AA for diagnosticada no primeiro trimestre de gravidez, é melhor evitar essa gravidez.

As transfusões de plaquetas durante a gravidez devem ser evitadas na ausência de manifestações hemorrágicas.

Os antibióticos e analgésicos profilácticos devem ser tomados durante a gravidez.

Deve ser mantida uma Hb e PLT adequadas (ou seja, Hb>8g/dl, PLT >20.000/cumm).

O TMO é uma terapêutica de primeira linha em indivíduos normais, mas está contraindicado durante a gravidez porque requer doses elevadas de agentes imunossupressores ou de radioterapia, que devem ser tóxicos para o feto. (mishra V et al, Rathore S et al) Durante a gravidez, a AA é tratada com transfusões adequadas (eritrócitos, PLT) e terapêutica imunossupressora (ATG, ciclosporina). A ciclosporina é não teratogénica, podendo ser administrada 300 mg/dia.

TRATAMENTO:

O TMO é uma terapêutica de primeira linha na AA, mas está contraindicado na gravidez porque as doses elevadas de agentes imunossupressores ou de radioterapia são tóxicas para o feto.

A ATG e a ciclosporina podem ser utilizadas durante a gravidez. A ciclosporina é não teratogénica e pode ser utilizada numa dose de 300 mg/dia. A eficácia dos corticosteróides ou do fator estimulador de colónias de granulócitos é também equívoca. O fator estimulador de colónias de granulócitos e macrófagos (450 mg intravenosos por semana) tem sido utilizado na anemia aplástica grave após as 20 semanas de gravidez.

Em geral, as evidências actuais não favorecem o uso rotineiro de qualquer terapia medicamentosa no tratamento da anemia aplástica associada à gravidez. Relatos de casos anteriores propuseram a interrupção da gravidez como uma abordagem alternativa.

A anemia aplástica é uma complicação rara da gravidez. As gravidezes complicadas por atraso do crescimento intrauterino, parto prematuro, nado-morto e aborto espontâneo podem ser seguidas com sucesso.

As diretrizes do British Committee for Standards in Haematology afirmam que a ciclosporina é segura na gravidez, mas que a ATG, os androgénios ou o HSCT não são recomendados. Os androgénios eram utilizados antes do advento da imunoterapia na AA, mas a sua utilização pode causar a virilização da mãe e dos fetos do sexo feminino. A eficácia dos corticosteróides ou do fator estimulador de colónias de granulócitos também é equívoca. A utilização de doses elevadas de corticosteróides ou de fator estimulador de colónias de granulócitos também é equívoca, enquanto a maioria dos casos não responde à utilização de factores de crescimento. Em geral, os dados actuais não favorecem a utilização de rotina de qualquer terapêutica medicamentosa no tratamento da anemia aplástica associada à gravidez.

COMPLICAÇÕES DA ANEMIA APLÁSTICA:

> Infecções graves ou hemorragias.

> Hemocromatose (acumulação de demasiado ferro nos tecidos do corpo devido a muitas transfusões de glóbulos vermelhos).

> Complicações da transfusão de sangue:

i. Reacções transfusionais (hemolíticas e não hemolíticas)

a) Reacções transfusionais hemolíticas

Ocorrem reacções hemolíticas graves se for transferido sangue ABO incompatível. A maioria destes casos deve-se a erros clínicos ou laboratoriais ou a amostras mal rotuladas.

A hemólise é rápida e intravascular, libertando hemoglobina livre para o plasma. As reacções transfusionais hemolíticas causadas por sistemas de antigénios menores (como Duffy, kidd, Kell) são menos graves e a hemólise é extravascular.

Caraterísticas clínicas:

- As reacções transfusionais hemolíticas graves causam febre e arrepios, dor nos flancos e urina vermelha ou castanha (devido à hemoglobinúria).
- Em casos graves, pode ocorrer apreensão, dispneia e hipotensão. Colapso vascular, DIC e insuficiência renal aguda. Em doentes sob anestesia ou em coma, os sinais acima referidos podem não se manifestar e a CID pode ser a forma de apresentação, com exsudação de sangue dos locais perfurados e hemoglobinúria.

Resultados laboratoriais:

- Evidência de insuficiência renal e DIC
- O plasma apresenta-se cor-de-rosa devido à hemoglobinúria.
- A urina pode apresentar hemoglobinúria.
- A bilirrubina indireta pode estar elevada devido a hemólise.

ii. Transmissão de infecções (hepatite B, VIH, hepatite C, malária, sífilis)
iii. Sobrecarga circulatória
iv. Hipocalcemia (devido à ligação do citrato ao cálcio no sangue armazenado)
v. Hipercalemia (devido à saída de potássio das hemácias no sangue armazenado)
vi. Hipotermia (devido a uma transfusão maciça de sangue armazenado no frigorífico)
vii. Trombocitopenia (observada em transfusões maciças de sangue porque as plaquetas não sobrevivem durante muito tempo no sangue armazenado)
viii. Sobrecarga de ferro (observada na talassemia devido a transfusões de sangue recorrentes).

B) Reacções transfusionais não hemolíticas:

- Reacções de leucoaglutinina

i. Estas reacções ocorrem devido a anticorpos formados no recetor contra antigénios presentes nos glóbulos brancos do dador por transfusão anterior.
ii. Os doentes desenvolvem febre e arrepios e, em casos graves, podem ocorrer tosse e dispneia. A radiografia do tórax pode mostrar infiltrados pulmonares transitórios. Como há hemólise, a Hb aumenta como esperado após a transfusão.

- Reacções anafiláticas:

i. Estas reacções são normalmente devidas às proteínas plasmáticas presentes no sangue do dador. Os doentes desenvolvem urticária e broncoespasmo durante uma transfusão.

ii. Estas reacções respondem a anti-histamínicos e corticosteróides. Não é necessário interromper a transfusão, exceto se a reação for muito grave. Os doentes com estas reacções podem necessitar de uma transfusão de glóbulos vermelhos lavados para evitar futuras reacções graves.

Reacções devidas a sangue contaminado:

i. A transfusão de sangue contaminado com bactérias (gram negativas) pode provocar septicemia e choque devido à endotoxina.

ii. Em caso de suspeita, deve ser efectuada uma cultura da unidade agressora e o doente deve ser tratado com antibióticos adequados.

Complicações do transplante de medula óssea:

Devido a regimes preparatórios: infecções devidas a imunossupressão (vírus herpes simplex, citomegalovírus, vírus varicela-zoster); cardiotoxicidade, cistite hemorrágica se forem utilizadas doses elevadas de ciclofosfamida, queda de cabelo e pancitopenia.

Falha do enxerto

A falência do enxerto ou a rejeição do enxerto após o transplante alogénico de células hematopoiéticas (AHCT) pode manifestar-se quer pela ausência de enxerto inicial de células do dador, quer pela perda de células do dador após o enxerto inicial.

O insucesso do enxerto foi definido como >95% de células CD3+ ou CD 34 do recetor em qualquer momento após o enxerto, reinfusão de células do dador devido a perda permanente de neutrófilos ($<0,5x10^9$ /L) e/ou plaquetas $<30x10^9$ /L ou >50% de células do recetor células CD3 + e tratamento com infusão de linfócitos de porta (DLI). A reinfusão de células do dador antes do enxerto ($ANC \geq x\ 10^9$ /L) foi considerada como falha primária do enxerto e todas as infusões de células hematopoiéticas após o enxerto foram consideradas como falha secundária do enxerto.

HYPOCELLULAR BONE MARROW IN APLASTIC ANEMIA

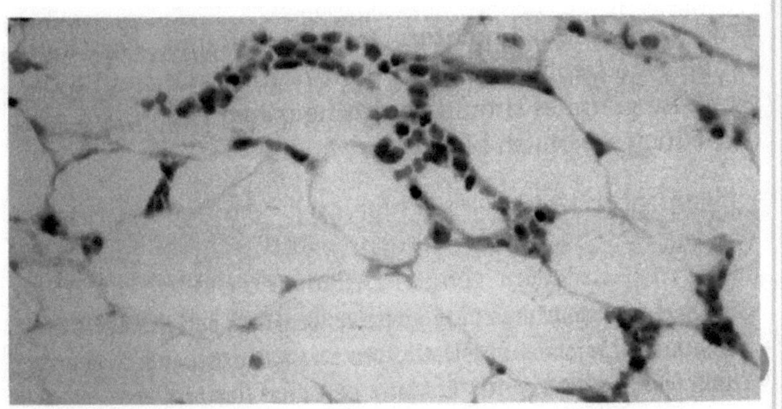

Disfunção do enxerto:

A falha do enxerto após a terapia ablativa da medula óssea representa uma ameaça à vida, mas felizmente ocorre numa frequência global inferior a 5%. 2-4 A falha do enxerto pode ser devida a um número inadequado de HSC transplantadas ou à incapacidade de sobrevivência de um número adequado de células. As barreiras ao enxerto incluem a destruição imunológica, agentes infecciosos, toxicidade de medicamentos ou um microambiente medular deficiente.

Factores de risco para a falha do enxerto:

A disparidade entre o recetor e o dador no âmbito do complexo principal de histocompatibilidade (MHC) é de grande importância para a rejeição do aloenxerto. Em doentes com leucemia que receberam condicionamento mieloablativo, a taxa de rejeição foi de 0,1% nos doentes que receberam transplantes de irmãos idênticos HLA, em comparação com 5% nos que receberam enxertos não compatíveis HLA. Os receptores de células estaminais de dadores não aparentados também têm um risco acrescido de insucesso do enxerto, em comparação com os doentes que recebem enxertos de irmãos HLA-idênticos. Utilizando dadores não aparentados, a disparidade HLA classe I entre o dador e o recetor foi associada a um risco acrescido de rejeição. Os doentes sensibilizados por transfusões de sangue, mas também pela gravidez, correm um risco acrescido de rejeição. Em doentes imunizados, as rejeições são provavelmente causadas por células T de memória, embora alguns investigadores tenham implicado anticorpos que reconhecem antigénios de histocompatibilidade maiores ou menores nas células do dador. Os doentes com doenças sanguíneas não malignas, como a anemia aplástica e a talassemia major, que foram tratados com múltiplas transfusões antes do transplante, tiveram probabilidades de rejeição na ordem dos 5 a 60% em séries de transplantes anteriores. Foi referido que uma dose baixa de células da medula óssea estava associada a uma maior probabilidade de fracasso do enxerto. A sensibilização induzida pela transfusão pode ser amplamente evitada no contexto de MHC idêntico através da depleção de Luke e da irradiação in vitro de produtos de transfusão. Também se observa um risco acrescido de rejeição do enxerto nos receptores de enxertos com depleção de células T.

O condicionamento de intensidade reduzida (RIC) é utilizado em doentes idosos e em doentes com comorbilidades que não toleram o condicionamento mieloablativo completo· No entanto, com doses mais baixas de quimio-radioterapia, o sistema imunitário do hospedeiro pode persistir, resultando num risco acrescido de rejeição do aloenxerto. Neste contexto, a intensidade do condicionamento parece ser importante para a frequência de insucesso do enxerto. Assim, usando condicionamento não mieloablativo, 6/24 pacientes experimentaram falha do enxerto em comparação com 1/34, usando quimioterapia mais intensa no cenário de RIC (p=0,02).

Transplantes HLA-Haploidênticos

Apenas um terço dos doentes tem dadores irmãos com HLA idêntico. Com uma reserva de dadores não aparentados de 10 milhões de dadores voluntários, 80% dos doentes caucasianos têm acesso a dadores não aparentados bem compatíveis. Para os restantes doentes, os dadores aparentados HLA-haploidênticos ou parcialmente não aparentados são possibilidades disponíveis na maioria dos doentes, especialmente nas crianças, em que os pais podem estar motivados para servir de dadores. Os dadores HLA-haploidênticos também têm sido utilizados em adultos, utilizando uma depleção eficaz de células T e superando a rejeição do enxerto com uma megadose de células estaminais. Tem sido postulado que, neste contexto, a rejeição do enxerto pode ser ultrapassada pelas células NK do dador, que podem eliminar as células imunocompetentes do recetor. Em animais experimentais, sabe-se há muito tempo que a adição de células T ao inóculo de medula pode ultrapassar a barreira do MHC ao enxerto.

Transplantes de sangue do cordão umbilical

Quase todos os doentes são potencialmente elegíveis para transplantes de sangue do cordão umbilical, uma vez que os requisitos de tipagem de tecidos são menos rigorosos e são aceitáveis até duas incompatibilidades de antigénios HLA. O enxerto é retardado e o insucesso do enxerto é maior no transplante de sangue do cordão umbilical do que no de medula óssea. A dose de células é importante para o resultado e deve ser superior a 2 × 107 células nucleadas/kg de peso do recetor. Quando a dose de células é demasiado baixa, os transplantes duplos de sangue do cordão umbilical podem ultrapassar este problema. Atualmente, utilizando diferentes estratégias, é possível encontrar um enxerto para todos os doentes que necessitam de um TCAH. Assim, utilizando transplantes de sangue do cordão umbilical HLA-matched, a microcitotoxicidade mediada por anticorpos utilizando soro do recetor e linfócitos do dador pode ter de ser analisada antes do transplante em receptores multitransfundidos. Um teste positivo levanta uma bandeira, anunciando o risco de rejeição aguda mediada por anticorpos ou, mais provavelmente, baseada em células T.

Incompatibilidade do grupo sanguíneo AB0 principal e falência do enxerto

Entre 224 doentes leucémicos que receberam enxertos não aparentados, verificou-se que os doentes com grandes incompatibilidades de grupo sanguíneo AB0 tinham uma incidência de insucesso do enxerto de 7,5%, em comparação com 0,6% nos receptores de enxertos com incompatibilidades AB0 menores ou AB0 compatíveis (p=0,02). Na análise multivariada, a incompatibilidade AB0 maior (p=0,008) e a incompatibilidade de alelos HLA (p=0,03) foram associadas à falha do enxerto.

Esta observação provocadora ainda não foi relatada por outros. Embora não se saiba que os antigénios dos glóbulos vermelhos actuem como antigénios de transplante e a sua expressão se restrinja aos glóbulos vermelhos e aos seus precursores mais maduros, é concebível que os métodos de transplante utilizados para ultrapassar as barreiras ABO possam contribuir para o insucesso do enxerto.

Anticorpos contra células CD34+/VEGFR-2

Presume-se que as células T e NK do recetor sejam as principais células efectoras que medeiam as rejeições após o TCA, mas outros mecanismos imunológicos podem também contribuir para a eliminação das células do dador.

Após o transplante de órgãos, os aloanticorpos podem mediar uma proporção substancial dos episódios de rejeição de aloenxertos de órgãos, contribuindo para a perda precoce e tardia do enxerto. A rejeição mediada por anticorpos também pode ocorrer após o TCAH. Alguns estudos indicaram também uma sobrevivência inferior devido à falha do enxerto em doentes com um crossmatch positivo antes do TCAH.

Foi recentemente indicado que as células CD34+/VEGFR-2+ da medula óssea adulta ou do sangue do cordão umbilical podem gerar células hematopoiéticas e endoteliais in vitro. Esta população de células também parece ser importante para o enxerto após o AHCT.

Num estudo recente de Nordlander et al., estudámos 19 doentes sem rejeição e 11 com rejeição após AHCT e 20 indivíduos saudáveis não transplantados. Os soros colhidos antes e depois do transplante de doentes que receberam AHCT foram estudados quanto à presença de anticorpos específicos do dador CD34+/VEGFR-2+células. Um número significativamente mais elevado de doentes com rejeição 9/11 (81%), em comparação com 1/19 (5%) (p=0,001) sem rejeição, tinha anticorpos contra as células CD34+/VEGFR-2+ do dador, mas não contra as células CD34-/VEGFR-2-. Em oito dos doentes estudados, foram detectados anticorpos contra as células CD34+/VEGFR-2+ do dador antes do transplante. As fracções de IgG purificadas de doentes que rejeitaram os seus enxertos, mas não de controlos, diminuíram significativamente a capacidade destas células para formar colónias hematopoiéticas e endoteliais. O antigénio específico para estes anticorpos é atualmente desconhecido.

Em conclusão, os anticorpos específicos do dador para as células CD34+/VEGFR-2+ podem estar envolvidos no insucesso do enxerto após o TCAH.

Diagnóstico molecular do enxerto

A amplificação por PCR dos loci de repetições em tandem de número variável (VNTR) permite uma técnica sensível para identificar as células do dador e do recetor após o AHCT. Por exemplo, utilizando esferas imunomagnéticas, as células T, as células B, as células mielóides e outras podem ser separadas para aumentar a sensibilidade e a especificidade do método. Um aumento das células T do recetor precede a rejeição do enxerto. No contexto da RIC, pode ser especialmente valioso seguir o quimerismo das células T, em que um número elevado de células T receptoras no dia +28 pode ser um indicador de rejeição do enxerto.

Prevenção da falha do enxerto

Em doentes com um risco acrescido de falência do enxerto, a rejeição do enxerto pode ser ultrapassada através de regimes de condicionamento mais intensos, como os que utilizam irradiação linfoide total, irradiação toraco-abdominal ou TBI. Em doentes com talassemia major com doença de classe III a receberem múltiplas transfusões e com cirrose, o risco de rejeição foi de 30% em irmãos HLA-idênticos a receberem condicionamento com busulfan e Cy. Ao adicionar hidroxiureia, azatioprina e fludarabina a este regime, o risco de rejeição diminuiu para 8%. O aumento da dose de células através de transfusões de tecido de revestimento do dador, ou a administração de células estaminais do sangue periférico (PBSC) mobilizadas com G-CSF em vez de medula óssea, também pode reduzir as taxas de rejeição do enxerto. As PBSC têm uma dose de células T e de células NK 10 a 50 vezes superior à da medula óssea e uma dose de células CD34 duas vezes superior.

A utilização de globulina antitimócitos em combinação com Cy durante o condicionamento em doentes com anemia aplástica pode aumentar o efeito imunossupressor do condicionamento e resultar numa menor incidência de rejeição do enxerto, com as correspondentes taxas de sobrevivência global.

Terapia celular para ultrapassar a falha do enxerto

As infusões de linfócitos do dador (DLI) têm sido cada vez mais utilizadas para tratar a recaída, especialmente a recaída molecular, em doentes com leucemia mieloide crónica, mas também podem ser utilizadas para superar a rejeição em casos de diminuição do quimerismo das células T do dador. Os efeitos secundários da DLI incluem a DEVH e, nalguns casos, aplasia da medula óssea. O DLI tem um efeito imunológico potente e, combinado com o anticorpo monoclonal anti-recetor CD3 (OKT3), pode inverter uma rejeição iminente, mesmo em doentes que recebem enxertos não aparentados com antigénios HLA 5/6. Em doentes com anemia aplástica sujeitos a rejeição, o condicionamento com uma combinação de ciclofosfamida e globulina antitimócito antes de um segundo TCA tem resultado em enxertos sustentados na maioria dos casos.

Em doentes com uma função do enxerto continuadamente fraca na ausência de rejeição do enxerto, um reforço de células estaminais do dador sem quimioterapia preparatória adicional pode melhorar a função do enxerto. Nove dos 15 (60%) doentes avaliados tornaram-se independentes da transfusão no prazo de um mês após a administração de um reforço de medula. Uma vez que o reforço de medula pode induzir GVHD, a depleção de células T das células estaminais pode prevenir a GVHD e melhorar a sobrevivência em alguns doentes.

Nos doentes com rejeição fulminante, é necessário o retransplante, utilizando o mesmo ou outro dador. O condicionamento deve ser preferencialmente diferente do utilizado no primeiro transplante para evitar toxicidade desnecessária. Devido a um risco acrescido de rejeição e de DECH com transplantes repetidos, pode considerar-se a utilização de ATG ou Campath durante o condicionamento. Deve ter-se como objetivo uma dose elevada de células nucleadas >2 × 108/kg. Para a modulação imunitária e para melhorar o enxerto, a cotransplantação com células estaminais mesenquimatosas foi recentemente avaliada em estudos-piloto.

Atualmente, o mecanismo que causa a falência do enxerto após o transplante de sangue do cordão umbilical não está bem definido. Se for mediado principalmente pelas células T receptoras, pode ser ultrapassado por ATG, aumentando a dose de células e/ou a intensidade do regime de condicionamento. Em doentes imunizados, especula-se que seja causada por anticorpos contra antigénios HLA.

Absorção imunitária

No caso de doentes aloimunes, os anticorpos específicos HLA podem ser modulados por uma dose elevada de imunoglobulina intravenosa. A combinação da absorção imunitária e do tratamento com anticorpos anti-células B pode ser capaz de eliminar os anticorpos anti-HLA. Este método tem sido utilizado com sucesso em receptores de transplante renal com anticorpos anti-HLA. A absorção imunitária para remover os anticorpos anti-HLA também foi utilizada antes do AHCT em alguns casos anedóticos.

Num doente com anticorpos contra as células CD34+/VEGFR-2+ do dador, tentámos alterar a terapêutica de condicionamento de modo a diminuir ou eliminar estes anticorpos (Mattsson et al., dados não publicados). Um doente de 2 ½ anos com linfohistiocitose hemofagocítica (HLH) apresentou um aumento do quimerismo do recetor após o AHCT. Ao fim de um ano, o doente apresentava >95% de células receptoras em todas as linhagens celulares. Foram detectados anticorpos contra células do dador CD34+/VEGFR-2+. O doente foi retransplantado com o mesmo dador, uma vez que não havia outro dador disponível. A terapêutica de condicionamento consistiu em fludarabina combinada com ciclofosfamida e 5 dias de plasmaferese. No ensaio de microcitotoxicidade, os soros dos doentes mostraram 100% de lise das células do dador CD34+/VEGFR-2+ antes da plasmaférese, mas nenhuma lise após 5 dias de plasmaférese. Após o AHCT, foram detectados anticorpos contra as células CD34+/VEGFR-2+ do dador no dia +14. O doente voltou a apresentar um aumento do quimerismo hematopoiético do recetor. Às quatro semanas, um aspirado de medula óssea revelou 95% de células receptoras entre as células CD34+ e 80% de células T receptoras. Apesar disso, o doente desenvolveu GVHD aguda de grau III e acabou por converter-se em quimerismo total do dador em todas as linhagens.

Em resumo, a rejeição do enxerto é causada principalmente por células T imunizadas, embora possam existir outros mecanismos. A rejeição pode ser superada pelo aumento da dose de células ou por imunossupressão e condicionamento mais intensos antes do transplante. Devido à utilização mais alargada de enxertos HLA-mismatched e RIC, a falha do enxerto é um problema cada vez mais frequente nos AHCT clínicos. Os estudos de quimerismo permitem o diagnóstico precoce e, em alguns casos, a intervenção com ou sem imunossupressão e infusão de células adicionais do dador. Nos casos de rejeição fulminante, é necessária a retransplantação.

SÍNDROME MIELODISPLÁSICA:

Numa pessoa saudável, a medula óssea produz células estaminais sanguíneas (células imaturas) que se transformam em células sanguíneas maduras ao longo do tempo. Uma célula estaminal sanguínea pode tornar-se uma célula estaminal linfoide ou uma célula estaminal mieloide. Uma célula estaminal linfoide torna-se um glóbulo branco. Uma célula estaminal mieloide transforma-se num dos três tipos de células sanguíneas maduras:

> Células vermelhas do sangue que transportam oxigénio e outras substâncias para todos os tecidos do corpo.

> Plaquetas que formam coágulos sanguíneos para parar a hemorragia.

> Células brancas do sangue que combatem infecções e doenças.

A síndrome mielodisplásica (SMD) é um grupo de doenças que afecta a produção normal de células sanguíneas na medula óssea. Na SMD, a medula óssea produz células sanguíneas anormais e imaturas chamadas *blastócitos*. Estas células não amadurecem corretamente e são incapazes de funcionar corretamente. Muitas vezes morrem antes de saírem da medula óssea ou pouco depois de chegarem à corrente sanguínea. Sem a produção de células normais suficientes pela medula óssea (glóbulos vermelhos, glóbulos brancos e plaquetas), as pessoas com SMD podem ficar fatigadas, mais susceptíveis a infecções e a sangrar e a ficar com nódoas negras mais facilmente.

Existem vários tipos diferentes de SMD e a doença pode variar quanto à sua gravidade e ao grau em que a produção normal de células sanguíneas é afetada. Cerca de 30% das pessoas com SMD evoluem para uma forma de cancro chamada leucemia mieloide aguda (LMA). É por vezes referida como uma doença *pré-leucémica*.

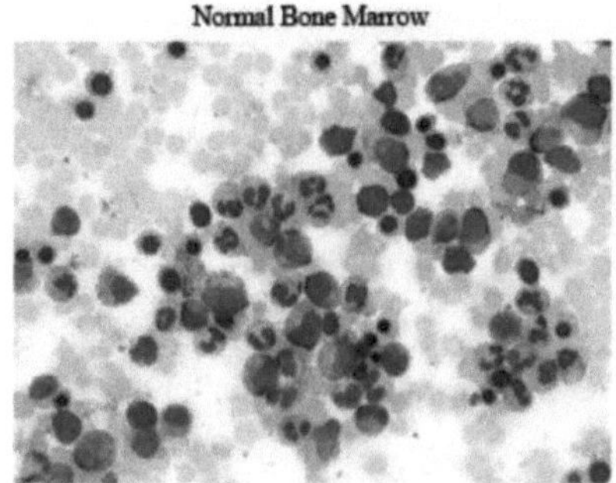

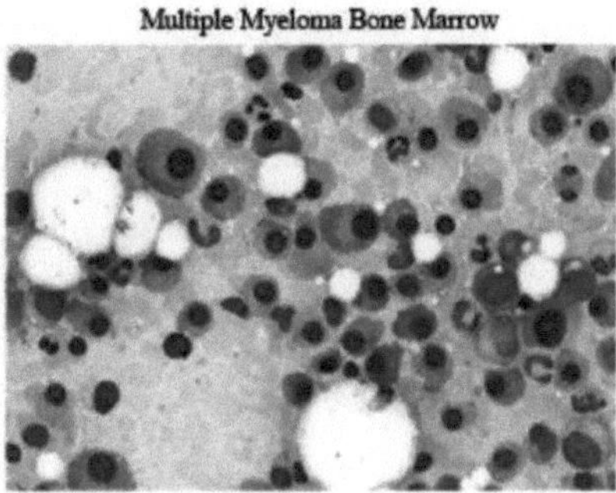

Os diferentes tipos de síndromes mielodisplásicas são diagnosticados com base em determinadas alterações das células sanguíneas e da medula óssea.

Anemia refractária: O número de glóbulos vermelhos no sangue é demasiado baixo e o doente tem anemia. O número de glóbulos brancos e de plaquetas é normal.

Anemia refractária com sideroblastos em anel: Há muito poucos glóbulos vermelhos no sangue e o doente tem anemia. Os glóbulos vermelhos têm demasiado ferro no interior da célula. O número de glóbulos brancos e de plaquetas é normal.

Anemia refractária com excesso de blastos: Há muito poucos glóbulos vermelhos no sangue e o paciente tem anemia. Cinco a 19% das células da medula óssea são blastos. Também pode haver alterações dos glóbulos brancos e das plaquetas. A anemia refractária com excesso de blastos pode evoluir para leucemia mieloide aguda (LMA).

Citopenia refractária com displasia multilinear: Há um número insuficiente de pelo menos dois tipos de células sanguíneas (glóbulos vermelhos, plaquetas ou glóbulos brancos). Menos de 5% das células da medula óssea são blastos e menos de 1% das células do sangue são blastos. Se os glóbulos vermelhos forem afectados, podem ter ferro a mais. A citopenia refractária pode evoluir para leucemia mieloide aguda (LMA).

Citopenia refractária com displasia unilinear: Existe um número demasiado reduzido de um tipo de células sanguíneas (glóbulos vermelhos, plaquetas ou glóbulos brancos). Há alterações em 10% ou mais de dois outros tipos de células sanguíneas. Menos de 5% das células da medula óssea são blastos e menos de 1% das células do sangue são blastos.

Síndrome mielodisplásica não classificável: O número de blastos na medula óssea e no sangue é normal e a doença não é uma das outras síndromes mielodisplásicas.

Síndrome mielodisplásica associada a uma anomalia cromossómica isolada del(5q): O número de glóbulos vermelhos no sangue é demasiado reduzido e o doente tem anemia. Menos de 5% das células da medula óssea e do sangue são blastos. Existe uma alteração específica no cromossoma.

Leucemia mielomonocítica crónica (LMMC): Na leucemia mielomonocítica crónica (LMMC), o organismo diz a demasiadas células estaminais sanguíneas para se transformarem em dois tipos de glóbulos brancos chamados mielócitos e monócitos. Algumas destas células estaminais do sangue nunca se transformam em glóbulos brancos maduros. Estes glóbulos brancos imaturos são chamados blastos. Com o tempo, os mielócitos, os monócitos e os blastos acabam por excluir os glóbulos vermelhos e as plaquetas da medula óssea. Quando isso acontece, podem ocorrer infecções, anemia ou sangramento fácil.

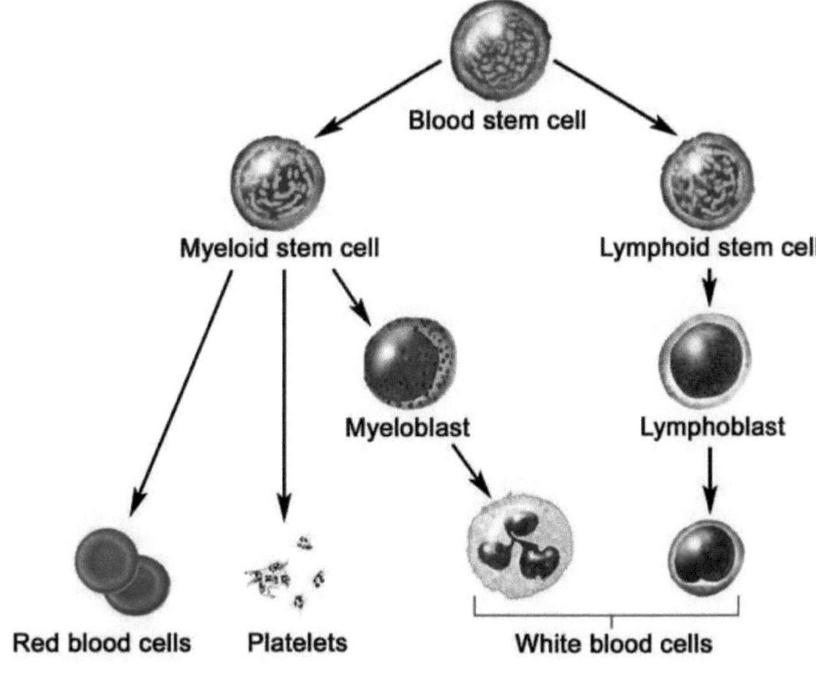

Com base nestes factores, o sistema da OMS reconhece 6 tipos principais de MDS:

- MDS com displasia multilinear (MDS-MLD)
- MDS com displasia de linhagem única (MDS-SLD)
- MDS com sideroblastos em anel (MDS-RS)
- MDS com excesso de blastos (MDS-EB)
- MDS com del(5q) isolado
- MDS, não classificável (MDS-U)

Como pequenas diferenças no aspeto das células podem alterar o diagnóstico, os médicos podem por vezes discordar quanto ao tipo exato de SMD de um doente.

MDS com displasia multilinear (MDS-MLD):

A displasia é observada em pelo menos 10% das células iniciais de **2 ou 3 tipos de células** (glóbulos vermelhos, glóbulos brancos e/ou megacariócitos [as células que produzem as plaquetas]) na medula óssea.

A pessoa tem um número reduzido de pelo menos um tipo de células sanguíneas.

Existe um número normal (inferior a 5%) de células muito precoces chamadas blastos na medula óssea, e os blastos são raros (ou ausentes) no sangue.

Este é o tipo mais comum de SMD. No passado, era designada por *citopenia refractária com displasia multilinear* (RCMD).

MDS com displasia de linhagem única (MDS-SLD)

A displasia é observada em pelo menos 10% das células iniciais de **um tipo de célula** (glóbulos vermelhos, glóbulos brancos ou megacariócitos [as células que produzem as plaquetas]) na medula óssea.

A pessoa tem números baixos de 1 ou 2 tipos de células sanguíneas, mas números normais do(s) outro(s) tipo(s).

Existe um número normal (inferior a 5%) de células muito precoces chamadas blastos na medula óssea, e os blastos são raros (ou ausentes) no sangue.

Este tipo de MDS não é comum. Raramente, ou nunca, progride para leucemia mieloide aguda (LMA). Os doentes com este tipo de SMD podem frequentemente viver muito tempo, mesmo sem tratamento.

No sistema de classificação anterior, esta situação era referida como *citopenia refractária com displasia unilinear* (RCUD). Inclui **anemia refractária** (AR), **neutropenia refractária** (RN) e **citopenia refractária com displasia unilinear** (RCUD).
trombocitopenia (RT), dependendo do tipo de célula afetado.

MDS com sideroblastos em anel (MDS-RS)

Neste tipo de MDS, muitos dos glóbulos vermelhos iniciais são sideroblastos em anel. Para este diagnóstico, pelo menos 15% dos glóbulos vermelhos iniciais têm de ser sideroblastos em anel (ou pelo menos 5% se as células também tiverem uma mutação no gene *SF3B1*).

Esta doença divide-se ainda em 2 tipos, com base no número de tipos de células da medula óssea afectadas pela displasia:

MDS-RS com displasia de linhagem única (MDS-RS-SLD): displasia num único tipo de célula

MDS-RS com displasia multilinear (MDS-RS-MLD): displasia em mais de um tipo de célula

Este tipo de SMD não é comum. Raramente se transforma em LMA, e o resultado para as pessoas com este tipo é geralmente melhor do que para alguns outros tipos de SMD. Este tipo era anteriormente designado por *anemia refractária com sideroblastos em anel* (RARS).

MDS com excesso de blastos (MDS-EB)

Neste tipo de MDS, existem mais blastos do que o normal na medula óssea e/ou no sangue. A pessoa também tem um número baixo de pelo menos um tipo de células sanguíneas. Pode haver ou não displasia grave na medula óssea.

Esta doença divide-se ainda em 2 tipos, com base no número de células da medula óssea ou do sangue que são blastos:

MDS-EB1: os blastos constituem 5% a 9% das células da medula óssea, ou 2% a 4% das células do sangue

MDS-EB2: os blastos constituem 10% a 19% das células da medula óssea, ou 5% a 19% das células do sangue

Este tipo é responsável por cerca de 1 em cada 4 casos de MDS. É um dos tipos com maior probabilidade de se transformar em LMA, sendo o risco mais elevado para a MDS-EB2 do que para a MDS-EB1. Este tipo era anteriormente designado por *anemia refractária com excesso de blastos* (RAEB).

MDS com del(5q) isolado

Neste tipo de SMD, os cromossomas das células da medula óssea têm falta de parte do cromossoma número 5. (Também pode haver uma outra anomalia cromossómica, desde que não seja uma perda de parte ou da totalidade do cromossoma 7). A pessoa também tem um número baixo de 1 ou 2 tipos de células sanguíneas (geralmente glóbulos vermelhos) e há displasia em pelo menos 1 tipo de célula na medula óssea.

Este tipo de SMD não é comum. Ocorre mais frequentemente em mulheres idosas. Por razões que não são claras, os doentes com este tipo de SMD tendem a ter um bom prognóstico. Vivem frequentemente muito tempo e raramente desenvolvem LMA.

- MDS, não classificável (MDS-U)

Este tipo de MDS é pouco frequente. Para a MDS-U, os resultados no sangue e na medula óssea não se enquadram em nenhum outro tipo de MDS. Por exemplo, o número de qualquer um dos tipos de células pode ser baixo no sangue, mas menos de 10% desse tipo de célula parece anormal na medula óssea. Ou as células da medula óssea têm pelo menos uma determinada anomalia cromossómica que só se observa na SMD ou na leucemia.

Este tipo é raro, pelo que não foi suficientemente estudado para prever o prognóstico (perspectivas).

Classificação clínica da MDS

Para além da classificação da OMS, a SMD também pode ser classificada com base na causa subjacente. Esta *classificação* é conhecida como *classificação clínica.*

Se não for possível identificar uma causa, chama-se **SMD primária**. (Quando a causa da doença é conhecida, chama-se **SMD secundária**.

A SMD secundária está frequentemente relacionada com um tratamento anterior contra o cancro, ou desenvolve-se em alguém que já tinha uma doença diferente da medula óssea. Este assunto é abordado mais detalhadamente em Factores de risco da síndrome mielodisplásica.

A identificação da MDS como primária ou secundária é importante porque o tipo secundário tem muito menos probabilidades de responder ao tratamento.

Outros novos medicamentos direcionados que estão atualmente a ser estudados para utilização na MDS incluem:

- Imetelstat, um inibidor da telomerase
- Pevonedistat, um inibidor da NAE
- Selinexor, um inibidor da XPO1
- Glasdegib, um inibidor da SMO (smoothened)

Atualmente, estão também a ser estudados muitos outros medicamentos de terapia dirigida.

REFERÊNCIA:

1. AlanAlan M. Gewirtz et al, CONSIDERAÇÕES ACTUAIS SOBRE A ETIOLOGIA DA ANEMIA APLÁSTICA Volume 4, Edição 1
2. YOUNG et al, Current concepts in the pathophysiology and treatment of aplastic anemia BLOOD, 15 DE OUTUBRO DE 2006 _ VOLUME 108, NÚMERO 8
3. Sameer R Melinkeri* et al, Epidemiologia, Patogénese e Diagnóstico da Anemia Aplástica, suplemento do Journal of the association of physicians of India - Publicado no dia 1 de cada mês, 1 de março de 2015.
4. Shivam Sinha et al, Disqueratose Congénita - Gestão e Revisão de Complicações: Um relato de caso; Oman Medical Journal (2013) Vol. 28, No. 4:281-284
5. Anila Karunakaran et al, Disqueratose Congénita: Relato de Dois Casos: Hindawi Publishing Corporation Relatos de Caso em Odontologia Volume 2013, Artigo ID 845125, 3 páginas
6. Magnani L, Delcampo DC, Russo M. Disqueratose congénita com leucoplasia: O diagnóstico diferencial a considerar e a gestão multidisciplinar. Int J Case Rep Images 2016;7(9):599-602.
7. Judith C. W. Marsh et al, Guidelines for the diagnosis and management of Aplastic anaemia British Journal of Haematology, 147, 43-70.
8. *Mishra V et al.* Aplastic anemia in pregnancy: a rare case report. *Int J Reprod Contracept Obstet Gynecol. 2016 Dec;5(12):4506-4508.*
9. *Amelia Gaman e C.I.Taisescu et al,* Anemia Aplástica Durante Medicamentos Antitiroideus no Hipertiroidismo. Relato de caso: Ata Endocrinologica (Buc), vol. IV, no. 4, p. 465 - 470, 2008
10. Anand Zachariah Suvir Singh et al, Anemia Aplástica Induzida por Carbimazol. Revista Universitária de Medicina e Especialidades Médicas; Volume 1 Edição 1 2015.
11. William T. Gerson et al, Anemia Aplástica Induzida por Anticonvulsivantes:

Increased Susceptibility to Toxic Drug Metabolites In Vitro; *Blood,* Vol. 61, No. 5 (May), 1983: pp. 889-893.

12. Stibbe et al. Gestão da anemia aplástica numa mulher durante a gravidez: um relato de caso Journal of Medical Case Reports 2011, 5:66.

13. Rathore et al, Anemia Aplástica na Gravidez. O Jornal de Obstetrícia e Ginecologia da Índia (novembro-dezembro de 2014) 64(S1):S26- S28.

14. Celestine Osita John et al, Gestão da anemia aplástica na gravidez num centro com poucos recursos; Pan African Medical Journal. 2016; 24:277 doi:10.11604/pamj.2016.24.277.9880.

15. Pankaj Malhotra et al, High incidence of aplastic anemia is linked with lower socioeconomic status of Indian population: Journal of Public Health; Vol. 38, No. 2, pp. 223-228.

16. M Mahapatra et al, Epidemiologia, Perfil Clínico-Hematológico e Gestão da Anemia Aplástica: AIIMS Experience; suplemento ao Journal of the association of physicians of india; março de 2015.

17. Solomon et al. Relato de um caso e revisão da literatura de anemia de fanconi diagnosticada por testes genéticos. Revista italiana de pediatria (2015) 41: 38.

18. Seiji Kojima (2017) Porque é que a incidência de anemia aplástica é mais elevada na Ásia? Expert Review of Hematology, 10:4, 277-279,DOI:10.1080/17474086.2017.1302797.

19. Beatty PG, Clift RA, Mickelson EM, Nisperos BB, Flournoy N, Martin PJ, Sanders JE, Stewart P, Buckner CD, Storb R, et al. Marrow transplantation from related donors other than HLA-identical siblings. N Engl J Med. 1985; 313:765-771. [PubMed: 3897863]

20. Petersdorf EW, Hansen JA, Martin PJ, Woolfrey A, Malkki M, Gooley T, Storer B, Mickelson E, Smith A, Anasetti C. Majorhistocompatibility-complex class I alleles and antigens in hematopoietic-cell transplantation. N Engl J Med. 2001; 345:17941800. [PubMed: 11752355].

21. Champlin RE, Horowitz MM, van Bekkum DW, Camitta BM, Elfenbein GE,

Gale RP, Gluckman E, Good RA, Rimm AA, Rozman C, et al. Graft failure following bone marrow transplantation for severe aplastic anemia: risk factors and treatment results. Blood. 1989; 73:606-613. [PubMed: 2644980]

22. Storb R, Prentice RL, Thomas ED, Appelbaum FR, Deeg HJ, Doney K, Fefer A, Goodell BW, Mickelson E, Stewart P, et al. Factores associados à rejeição do enxerto após o transplante de medula HLA-idêntico para a anemia aplástica. Br J Haematol. 1983; 55:573-585. [PubMed: 6231046].

23. Storb R, Prentice RL, Thomas ED. Marrow transplantation for treatment of aplastic anemia. An analysis of factors associated with graft rejection. N Engl J Med. 1977; 296:61-66. [PubMed: 136605].

24. Storb R, Weiden PL, Deeg HJ, Graham TC, Atkinson K, Slichter SJ, Thomas ED. Rejection of marrow from DLA-identical canine littermates given transfusions before grafting: antigens involved are expressed on leukocytes and skin epithelial cells but not on platelets and red blood cells. Blood. 1979; 54:477-484. [PubMed: 378293].

25.Bean MA, Graham T, Appelbaum FR, Deeg HJ, Schuening F, Sale GE, Storb R. Gamma-irradiation of pretransplant blood transfusions from unrelated donors prevents sensitization to minor histocompatibility antigens on dog leukocyte antigen-identical canine marrow grafts. Transplantation. 1994; 57:423-426. [PubMed: 8108879]

26.Bean MA, Storb R, Graham T, Raff R, Sale GE, Schuening F, Appelbaum FR. Prevention of transfusion-induced sensitization to minor histocompatibility antigens on DLA-identical canine marrow grafts by gamma irradiation of marrow donor blood. Transplantation. 1991; 52:956-960. [PubMed: 1836286].

27.Marmont AM, Horowitz MM, Gale RP, Sobocinski K, Ash RC, van Bekkum DW, Champlin RE, Dicke KA, Goldman JM, Good RA, et al. Depleção de células T de transplantes HLA-idênticos na leucemia. Blood. 1991; 78:2120-2130. [PubMed: 1912589].

28.Giralt S, Estey E, Albitar M, van Besien K, Rondon G, Anderlini P, O'Brien

S, Khouri I, Gajewski J, Mehra R, Claxton D, Andersson B, Beran M, Przepiorka D, Koller C, Kornblau S, Korbling M, Keating M, Kantarjian H, Champlin R. Engraftment of allogeneic hematopoietic progenitor cells with purine analog-containing chemotherapy: harnessing graft-versus-leukemia without myeloablative therapy. Blood. 1997; 89:4531-4536. [PubMed: 9192777].

29. McSweeney PA, Storb R. Mixed chimerism: preclinical studies and clinical applications. Biol Blood Marrow Transplant. 1999; 5:192-203. [PubMed: 10465099].

30. Le Blanc K, Remberger M, Uzunel M, Mattsson J, Barkholt L, Ringden O. A comparison of nonmyeloablative and reduced-intensity conditioning for allogeneic stem-cell transplantation. Transplantation. 2004; 78:1014-1020. [PubMed: 15480167].

31. Aversa F, Terenzi A, Tabilio A, Falzetti F, Carotti A, Ballanti S, Felicini R, Falcinelli F, Velardi A, Ruggeri L, Aloisi T, Saab JP, Santucci A, Perruccio K, Martelli MP, Mecucci C, Reisner Y, Martelli MF. Full haplotype-mismatched hematopoietic stem-cell transplantation: a phase II study in patients with acute leukemia at high risk of relapse. J Clin Oncol. 2005; 23:3447-3454. [PubMed: 15753458]

32. Deeg HJ, Storb R, Weiden PL, Shulman HM, Graham TC, Torok-Storb BJ, Thomas ED. Abrogation of resistance to and enhancement of DLA-nonidentical unrelated marrow grafts in lethally irradiated dogs by thoracic duct lymphocytes. Blood. 1979; 53:552-557. [PubMed: 371633]

33. Storb R, Epstein RB, Bryant J, Ragde H, Thomas ED. Marrow grafts by combined marrow and leukocyte infusions in unrelated dogs selected by histocompatibility typing. Transplantation. 1968; 6:587-593. [PubMed: 4876499]

34. Gluckman E, Rocha V, Boyer-Chammard A, Locatelli F, Arcese W, Pasquini R, Ortega J, Souillet G, Ferreira E, Laporte JP, Fernandez M, Chastang C.

Outcome of cord-blood transplantation from related and unrelated donors. Eurocord Transplant Group e European Blood and Marrow Transplantation Group. N Engl J Med. 1997; 337:373-381. [PubMed: 9241126]

35. Wagner JE, Rosenthal J, Sweetman R, Shu XO, Davies SM, Ramsay NK, McGlave PB, Sender L, Cairo MS. Successful transplantation of HLA-matched and HLA-mismatched umbilical cord blood from unrelated donors: analysis of engraftment and acute graft-versus-host disease. Blood. 1996; 88:795-802. [PubMed: 8704232]

36.Rocha V, Cornish J, Sievers EL, Filipovich A, Locatelli F, Peters C, Remberger M, Michel G, Arcese W, Dallorso S, Tiedemann K, Busca A, Chan KW, Kato S, Ortega J, Vowels M, Zander A, Souillet G, Oakill A, Woolfrey A, Pay AL, Green A, Garnier F, Ionescu I, Wernet P, Sirchia G, Rubinstein P, Chevret S, Gluckman E. Comparison of outcomes of unrelated bone marrow and umbilical cord blood transplants in children with acute leukemia (Comparação dos resultados de transplantes de medula óssea não aparentada e de sangue do cordão umbilical em crianças com leucemia aguda). Blood. 2001; 97:29622971. [PubMed: 11342418]

37.38.Barker JN, Weisdorf DJ, DeFor TE, Blazar BR, McGlave PB, Miller JS, Verfaillie CM, Wagner JE. Transplantation of 2 partially HLA- matched umbilical cord blood units to enhance engraftment in adults with hematologic malignancy. Blood. 2005; 105:1343-1347. [PubMed: 15466923]

38.Remberger M, Watz E, Ringden O, Mattsson J, Shanwell A, Wikman A. Major ABO blood group mismatch increases the risk for graft failure after unrelated donor hematopoietic stem cell transplantation. Biol Blood Marrow Transplant. 2007; 13:675-682. [PubMed: 17531777]

39.Mielcarek M, Leisenring W, Torok-Storb B, Storb R. Graft-versus-host disease and donor-direted hemagglutinin titers after ABO-mismatched related and unrelated marrow allografts: evidence for a graft-versus- plasma cell effect. Blood. 2000; 96:1150-1156. [PubMed: 10910936]

40.Sumitran-Karuppan S, Tyden G, Reinholt F, Berg U, Moller E. Hyperacute rejections of two consecutive renal allografts and early loss of the third transplant caused by non-HLA antibodies specific for endothelial cells. Transpl Immunol. 1997; 5:321-327. [PubMed: 9504155]

41.Terasaki PI, Cai J. Humoral theory of transplantation: further evidence. Curr Opin Immunol. 2005; 17:541-545. [PubMed: 16098722]

42.Ottinger HD, Rebmann V, Pfeiffer KA, Beelen DW, Kremens B, Runde V, Schaefer UW, Grosse-Wilde H. Positive serum crossmatch as predictor for graft failure in HLA-mismatched allogeneic blood stem cell transplantation. Transplantation. 2002; 73:1280-1285. [PubMed: 11981422]

43. Pelosi E, Valtieri M, Coppola S, Botta R, Gabbianelli M, Lulli V, Marziali G, Masella B, Muller R, Sgadari C, Testa U, Bonanno G, Peschle C. Identification of the hemangioblast in postnatal life. Blood. 2002; 100:3203-3208. [PubMed: 12384418]

44. Gerber HP, Malik AK, Solar GP, Sherman D, Liang XH, Meng G, Hong K, Marsters JC, Ferrara N. VEGF regulates haematopoietic stem cell survival by an internal autocrine loop mechanism. Nature. 2002; 417:954-958. [PubMed: 12087404]

45. Nordlander A, Mattsson J, Sundberg B, Sumitran-Holgersson S. Novos anticorpos contra a população de células estaminais CD34+/VEGFR-2+ do dador estão associados à rejeição após o transplante de células estaminais hematopoiéticas. 2007 Enviado.

46.Lion T. Deteção de rejeição iminente do enxerto e de recidiva através da análise do quimerismo específico das linhagens. Methods Mol Med. 2007; 134:197-216. [PubMed: 17666752]

47. McCann SR, Lawler M. Mixed chimaerism; detection and significance following BMT. Bone Marrow Transplant. 1993; 11:91-94. [PubMed: 8435668]

48.Zetterquist H, Mattsson J, Uzunel M, Nasman-Bjork I, Svenberg P, Tammik

L, Bayat G, Winiarski J, Ringden O. Mixed chimerism in the B cell lineage is a rapid and sensitive indicator of minimal residual disease in bone marrow transplant recipients with pre-B cell acute lymphoblastic leukemia. Bone Marrow Transplant. 2000; 25:843-851. [PubMed: 10808205]

49. Dubovsky J, Daxberger H, Fritsch G, Printz D, Peters C, Matthes S, Gadner H, Lion T, Muller-Berat N. Cinética do quimerismo durante o período inicial pós-transplante em doentes pediátricos com doenças hematológicas malignas e não malignas: implicações para a deteção atempada
de enxerto, falha do enxerto e rejeição. Leukemia. 1999; 13:2059.
2059.

50. Baron F, Baker JE, Storb R, Gooley TA, Sandmaier BM, Maris MB, Maloney DG, Heimfeld S, Oparin D, Zellmer E, Radich JP, Grumet FC, Blume KG, Chauncey TR, Little MT. Cinética do enxerto em doentes com doenças hematológicas malignas que receberam transplante alogénico de células hematopoiéticas após condicionamento não mieloablativo. Blood. 2004; 104:2254-2262. [PubMed: 15226174]

51. Mackinnon S, Barnett L, Bourhis JH, Black P, Heller G, O'Reilly RJ. Myeloid and lymphoid chimerism after T-cell-depleted bone marrow transplantation: evaluation of conditioning regimens using the polymerase chain reaction to amplify human minisatellite regions of genomic DNA. Blood. 1992; 80:3235-3241. [PubMed: 1467526]

52. Mattsson J, Uzunel M, Brune M, Hentschke P, Barkholt L, Stierner U, Aschan J, Ringden O. Mixed chimaerism is common at the time of acute graft-versus-host disease and disease response in patients receiving non-myeloablative conditioning and allogeneic stem cell transplantation. Br J Haematol. 2001; 115:935-944. [PubMed: 11843830]

53. Gluckman E. Report of the European bone marrow transplantation - Aplastic Anemia Working Party. Experimental Hematology. 1983:4547.

54. Sodani P, Gaziev D, Polchi P, Erer B, Giardini C, Angelucci E, Baronciani D,

Andreani M, Manna M, Nesci S, Lucarelli B, Clift RA, Lucarelli G. New approach for bone marrow transplantation in patients with class 3 thalassemia aged younger than 17 years. Blood. 2004; 104:1201-1203. [PubMed: 15039283]

55.Bensinger WI, Weaver CH, Appelbaum FR, Rowley S, Demirer T, Sanders J, Storb R, Buckner CD. Transplantation of allogeneic peripheral blood stem cells mobilized by recombinant human granulocyte colony-stimulating fator. Blood. 1995; 85:1655-1658. [PubMed: 7534140]

56. Storb R, Doney KC, Thomas ED, Appelbaum F, Buckner CD, Clift RA, Deeg HJ, Goodell BW, Hackman R, Hansen JA, Sanders J, Sullivan K, Weiden PL, Witherspoon RP. Marrow transplantation with or without donor buffy coat cells for 65 transfused aplastic anemia patients. Blood. 1982; 59:236-246. [PubMed: 7034811]

57.Dreger P, Haferlach T, Eckstein V, Jacobs S, Suttorp M, Loffler H, Muller-Ruchholtz W, Schmitz N. G-CSF-mobilized peripheral blood progenitor cells for allogeneic transplantation: safety, kinetics of mobilization, and composition of the graft. Br J Haematol. 1994; 87:609-613. [PubMed: 7527648]

58. Storb R, Blume KG, O'Donnell MR, Chauncey T, Forman SJ, Deeg HJ, Hu WW, Appelbaum FR, Doney K, Flowers ME, Sanders J, Leisenring W. Cyclophosphamide and antithymocyte globulin to condition patients with aplastic anemia for allogeneic marrow transplantations: the experience in four centers. Biol Blood Marrow Transplant. 2001; 7:3944. [PubMed: 11215697]

59.Kahl C, Leisenring W, Deeg HJ, Chauncey TR, Flowers ME, Martin PJ, Sanders JE, Storb R. Cyclophosphamide and antithymocyte globulin as a conditioning regimen for allogeneic marrow transplantation in patients with aplastic anaemia: a long-term follow-up. Br J Haematol. 2005; 130:747-751. [PubMed: 16115132].

60.Carlens S, Remberger M, Aschan J, Ringden O. The role of disease stage in the response to donor lymphocyte infusions as treatment for leukemic relapse. Biol Blood Marrow Transplant. 2001; 7:31-38. [PubMed: 11215696]

61.Kolb HJ, Mittermuller J, Clemm C, Holler E, Ledderose G, Brehm G, Heim M, Wilmanns W. Donor leukocyte transfusions for treatment of recurrent chronic myelogenous leukemia in marrow transplant patients. Blood. 1990; 76:2462-2465. [PubMed: 2265242]

62.Ringden O, Soderdahl G, Mattsson J, Uzunel M, Remberger M, Hentschke P, Hagglund H, Sparrelid E, Elmhorn-Rosenborg A, Duraj F, Zetterquist H, Ericzon BG. Transplante de medula óssea autóloga e alogénica com fígado de um dador cadavérico para cancro primário do fígado. Transplantation. 2000; 69:2043-2048. [PubMed: 10852594]

63. Stucki A, Leisenring W, Sandmaier BM, Sanders J, Anasetti C, Storb R. Diminuição da rejeição e melhoria da sobrevivência do primeiro e segundo transplantes de medula para a anemia aplástica grave (uma análise retrospetiva de 26 anos). Blood. 1998; 92:2742-2749. [PubMed: 9763558]

64.Bolger GB, Sullivan KM, Storb R, Witherspoon RP, Weiden PL, Stewart P, Sanders J, Meyers JD, Martin PJ, Doney KC, et al. Second marrow infusion for poor graft function after allogeneic marrow transplantation. Bone Marrow Transplant. 1986; 1:21 -30. [PubMed: 3332116]

65. Davies SM, Weisdorf DJ, Haake RJ, Kersey JH, McGlave PB, Ramsay NK, Blazar BR. Second infusion of bone marrow for treatment of graft failure after allogeneic bone marrow transplantation. Bone Marrow Transplant. 1994; 14:73-77. [PubMed: 7951123]

66. Remberger M, Ringden O, Ljungman P, Hagglund H, Winiarski J, Lonnqvist B, Aschan J. Booster marrow or blood cells for graft failure
após transplante alogénico de medula óssea. Bone Marrow Transplant. 1998; 22:73-78. [PubMed: 9678799]

67.Larocca A, Piaggio G, Podesta M, Pitto A, Bruno B, Di Grazia C, Gualandi F,

Occhini D, Raiola AM, Dominietto A, Bregante S, Lamparelli T, Tedone E, Oneto R, Frassoni F, Van Lint MT, Pogliani E, Bacigalupo A. Boost of CD34+-selected peripheral blood cells without further conditioning in patients with poor graft function following allogeneic stem cell transplantation. Haematologica. 2006; 91:935-940. [PubMed: 16818281]

68. Le Blanc K, Samuelsson H, Gustafsson B, Remberger M, Sundberg B, Arvidson J, Ljungman P, Lonnies H, Nava S, Ringden O. Transplantation of mesenchymal stem cells to enhance engraftment of hematopoietic stem cells. Leukemia. 2007; 21:1733-1738. [PubMed: 17541394]

69. Glotz D, Haymann JP, Sansonetti N, Francois A, Menoyo-Calonge V, Bariety J, Druet P. Supressão de aloanticorpos específicos de HLA por imunoglobulinas intravenosas de dose elevada (IVIg). Uma ferramenta potencial para o transplante de pacientes imunizados. Transplantation. 1993; 56:335337. [PubMed: 8356587]

70. Tyden G, Kumlien G, Fehrman I. Successful ABO-incompatible kidney transplantations without splenectomy using antigen-specific immunoadsorption and rituximab. Transplantation. 2003; 76:730-731. [PubMed: 12973118]

71. Young NS. Anemia Aplástica Adquirida. In: Guia da NORD para Doenças Raras. Philadelphia, PA: Lippincott, Williams & Wilkins; 2003:364.

72. Berkow R., ed. The Merck Manual-Home Edition. 2ª ed. Whitehouse Station, NJ: Merck Research Laboratories; 2003:1002.

73. Young NS. Anemia aplástica adquirida. In: Young NS, ed. Bone Marrow Failure Syndromes. Philadelphia, PA: WB Saunders: 2000:1-46).

74. Instituto Nacional do Cancro. Disponível em: https://www.cancer. gov/type s/myelo-proliferative/patient myelodysplastic -treatment-pdq [Acedido em 5th abril 2018].

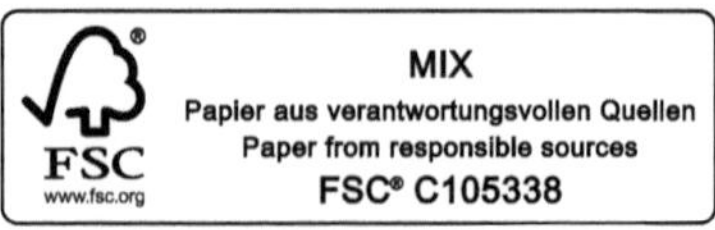

Printed by Books on Demand GmbH, Norderstedt / Germany